Dr G. ROCHE

DES TORSIONS DE L'ÉPIPLOON

PARIS
INSTITUT INTERNATIONAL DE BIBLIOGRAPHIE SCIENTIFIQUE
93, BOULEVARD SAINT-GERMAIN. VIe

1905

Dr G. ROCHE

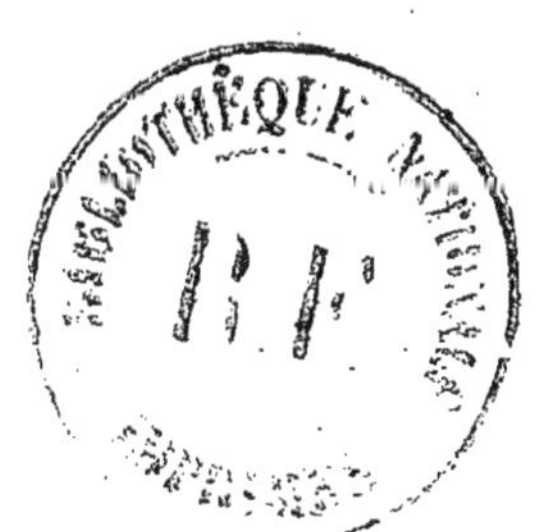

DES TORSIONS DE L'ÉPIPLOON

PARIS
INSTITUT INTERNATIONAL DE BIBLIOGRAPHIE SCIENTIFIQUE
93, BOULEVARD SAINT-GERMAIN. VIe

1905

A MON PÈRE

MONSIEUR LE DOCTEUR J. ROCHE.

HOMMAGE DE RECONNAISSANCE ET DE FILIAL RESPECT

A MES MAITRES DE LA FACULTÉ

A MON PRÉSIDENT DE THÈSE

MONSIEUR LE PROFESSEUR POZZI

PROFESSEUR DE CLINIQUE GYNÉCOLOGIQUE A LA FACULTÉ
DE MÉDECINE DE PARIS,
CHIRURGIEN DE L'HOPITAL BROCA,
MEMBRE DE L'ACADÉMIE DE MÉDECINE,
COMMANDEUR DE LA LÉGION D'HONNEUR

MEIS ET AMICIS.

AVANT-PROPOS

S'il est quelque chose de pénible, c'est de quitter ceux que l'on aime, que l'on admire, que l'on devrait avoir sans cesse devant les yeux comme exemples ; s'il est quelque devoir agréable à remplir c'est de remercier ceux à qui l'on doit tout, ceux à qui nous devons notre savoir, ceux qui nous ont fait ce que nous sommes : nous avons nommé nos maîtres.

Tous ici, nous les remercions, tant ceux de la Faculté de Lille que ceux de la Faculté de Paris. A tous nous devons beaucoup, à quelques-uns nous devons plus encore. Aussi, aprés avoir adressé toute notre reconnaissance au Corps enseignant de la Faculté tout entier, nous remercierons quelques-uns de nos maîtres à qui nous sommes particulièrement attaché.

Nous nous souviendrons toujours de notre externat chez M. le Professeur Combemale, Doyen de la Faculté de Médecine de Lille. C'est lui qui nous a initié aux investigations cliniques, en dirigeant nos débuts à l'hôpital. Nous trouvons ici l'occasion de l'en remercier bien vivement et de lui exprimer toute notre reconnaissance.

M. le Docteur Phocas, Professeur de clinique chirurgicale à Athènes, fut pour nous le meilleur des maîtres et voulut bien se rappeler des deux années d'externat que nous avons passées dans son service. Ses affectueux encouragements ne nous ont jamais manqué et nous conservons de son enseignement le meilleur souvenir.

Nous adressons à M. le Professeur Pinard l'expression de toute notre admiration. Pendant notre stage à la clinique Baudelocque, nous avons eu la faveur de suivre ses leçons et nous rendons hommage à l'enseignement clinique dont la haute portée morale nous a vivement frappé. Qu'il reçoive ici les remerciements d'un de ses élèves les plus convaincus.

M. le Professeur Pozzi a bien voulu accepter la présidence de notre thèse; nous lui sommes très reconnaissant de l'honneur qu'il nous fait. La bienveillance qu'il nous a montrée pendant cette année, l'affabilité qu'il nous a sans cesse témoignée n'ont d'égales que la haute valeur clinique de son enseignement. Nous tenons à lui en exprimer toute notre gratitude.

Le sujet de notre thèse nous a été inspiré par M. le Dr Bender, préparateur à la clinique gynécologique de M. le Professeur Pozzi. Grâce à ses conseils et à ses bons avis nous avons pu terminer heureusement nos études.

Pour lui, ce n'est plus l'usage, mais le cœur qui dicte nos paroles et il est de notre devoir d'adresser à notre Collaborateur et ami nos remerciements les plus sincères et toute notre reconnaissance.

G. R.

DES TORSIONS DE L'ÉPIPLOON

HISTORIQUE

La torsion de l'épiploon est un fait anatomique qui fut longtemps considéré comme exceptionnel. Les traités classiques n'en font aucune mention et, tout au plus signalent-ils quelques cas de hernie étranglée par l'enroulement de l'épiploon autour du pédicule.

Aujourd'hui cependant, les observations se sont multipliées et l'on ne peut s'empêcher d'être frappé de quelques caractères spéciaux dans l'étiologie de la torsion épiploïque, en particulier de son rapport avec l'existence d'une hernie.

Quelques causes prédisposantes que l'on retrouve dans la plupart des observations, un tableau clinique reproduisant de très près celui de l'étranglement herniaire, un pronostic particulier s'unissent pour constituer à cette affection une individualité propre.

Nous sommes désormais en droit d'attribuer aux torsions épiploïques une place importante parmi les complications des épiplocèles.

La première observation de torsion de l'épiploon à été publiée en Allemagne par *Oberst* (1) en 1882.

Cette observation avait échappé à *Demons* (2) qui, publiant en France un cas analogue, quelques années plus tard, déclarait n'en avoir point trouvé d'autre dans la littérature médicale.

Depuis cette époque, de nombreuses observations ont été publiées.

Ce sont, en 1898, les cas de *Bayer* (3), *Monod* (4), *Von Eiselsberg* (5) et, dans le courant de l'année 1900, les cas de *Von Baracz* (6), *Peck* (7), *Hochenegg* (8), *Wiener* (9), *Lucas-Championnière* (10), *Lejars* (11), *Potherat* (12), *Walther* (13), *Chavannaz* (14), *Bender et Heitz* (15).

En 1901, les cas de *Souligoux et Deschamps* (16), *Lucas-*

(1) OBERST. *Centralblatt für Chirurgie*. 1882 n° 27, p. 441.
(2) DEMONS. Congrès de Pau 1892. in *Revue de Chirurgie* 1893, p. 152.
(3) BAYER. *Centralblatt für Chirurgie*, 1898, p. 462.
(4) MONOD. in thèse Reynier, Paris 1898-99
(5) VON EISELSBERG. *Deutsche méd. Wochenschrift*, 1898 Vereins-Beilage. n° 35, p. 260.
(6) VON BARACZ. *Deutsche Zeitschrift für Chirurgie* 1900, Bd. 54, p. 584.
(7) PECK. *Médical Record*, Fév. 1900.
(8) HOCHENEGG. *Wiener Klin. Wochenschrift* 1900, p. 291.
(9) WIENER. *Annals of surgery*, avril 1900.
(10) LUCAS-CHAMPIONNIÈRE. Soc. de Chirurgie, 9 mai 1900.
(11) LEJARS. Soc. de Chirurgie, 9 mai 1900.
(12) POTHERAT. Soc. de Chirurgie, 9 mai 1900.
(13) WALTHER. Soc. de Chirurgie, 9 mai 1900.
(14) CHAVANNAZ. *Gazette hebd. de Méd. et de Chir.*, 1900, p. 601.
(15) BENDER ET HEITZ. Soc. anat., nov. 1900.
(16) SOULIGOUX et DESCHAMPS. *Soc anat.*, mars 1901 p. 229.

Championnière et Mauban (1), *Tuffier* (2), *Œlwein* (3), *Wiart et Rénon* (4) ;

En 1902, les cas de *Moresco* (5), et de *Vignard et Giraudeau* (6) ;

En 1903, les cas de *Malherbe* (7), *Quénu* (8), *Capette* (9), *Trémolières* (10), *Sonnenburg* (11) ;

Enfin tout récemment, en 1904, les cas de *Trinkler* (12), et de *Mauclaire* (13).

Le premier travail d'ensemble publié sur les torsions de l'épiploon est le mémoire de *Bender et Heitz* (14), paru en 1901, dans la *Revue de gynécologie et de chirurgie abdominale* de M. le Pr Pozzi.

Parmi les travaux plus récents, nous citerons la thèse de *Giraudeau* (15) et le mémoire de *Trinkler* (16) et *Mauclaire* (17).

---

(1) Lucas-Championnière et Mauban. *Soc. anat.* 1901, p.241.
(2) Tuffier. *Soc. de chirurgie.* 12 mai 1901.
(3) Œlwein. *K. K. Gesellsch. der Aertzte in Wien.* 8 mars 1901.
(4) Wiart et Rénon. *Soc. anat.* 1901, février p. 112.
(5) Moresco. *Gazette degli ospedali e delle cliniche.* 1902, n° 69 p. 693.
(6) Vignard et Giraudeau. *Arch. prov. de Chir.*, avril 1903.
(7) Malherbe. *Arch. prov. de Chir.*, avril 1903.
(8) Quénu *Soc. de chir.*, 20 mai 1903.
(9) Capette. *Soc. anat.* 26 juin 1903.
(10) Trémolières. *Soc. anat.* 16 oct. 1903.
(11) Sonnenburg. *Arch. intern. de Chir.*, 1903. T. I.
(12) Trinkler. *Deutsche Zeitschrift für Chir.*, 1904 Bd 78. p. 206.
(13) Mauclaire. *Revue de gynécologie et de chir.abd.*, 1904, n° 9 p. 425.
(14) Bender et Heitz. *Revue de gynécologie et de chirurgie abd.*, 1901.
(15) Giraudeau. Thèse de Paris, 1903.
(16) Trinkler (*loc. cit.*)
(17) Mauclaire (*loc. cit.*)

ETIOLOGIE

La coexistence de la torsion épiploïque avec une hernie est formellement indiquée dans toutes les observations.

Sans qu'il soit permis d'affirmer que la torsion de l'épiploon est impossible en l'absence de toute hernie préexistante il est indéniable que la présence d'un sac herniaire constitue la cause prédisposante la plus importante pour la production de cet accident.

Il s'agit pour ainsi dire toujours d'une hernie inguinale. Dans un seul cas (Souligoux et Deschamps), le malade était porteur d'une éventration consécutive à une laparotomie.

Ces hernies étaient pour la plupart des hernies déjà anciennes (7 ans dans le cas de Demons, 12 dans le cas de Oberst, 20 dans celui de Championnière et Mauban).

D'ordinaire elles étaient restées réductibles jusqu'au moment du début des accidents ; dans quelques cas cependant on a noté une irréductibilité ancienne.

L'âge paraît indifférent. On a vu la torsion épiploïque survenir depuis l'adolescence (Walther, Chavanaz) jusqu'à 50 ans passés (Bayer) et 78 ans (Wiener).

Le sexe ne semble pas avoir une importance bien considérable ; toutefois la torsion de l'épiploon paraît être plus fréquente chez l'homme que chez la femme, rapport parallèle à celui du nombre des hernies dans les deux sexes. C'est ainsi que, sur les 29 observations que nous avons pu réunir nous trouvons 24 hommes et 5 femmes seulement.

ANATOMIE PATHOLOGIQUE

Au point de vue *anatomo-pathologique,* les torsions de l'épiploon présentent les modalités très diverses qui ont été ramenées par Bender et Heitz à trois grandes classes.

I. — *Torsion en masse.*

Dans ce groupe, le plus nombreux, nous remarquons 22 observations, celles de *Oberst*, *Demons*, *Monod*, *von Eiselsberg*, *Peck*, *Hochenegg*, *Wiener*, *Lucas-Championnière*, *Lejars*, *Potherat*, *Souligoux et Deschamps*, *Lucas-Championnière et Mauban*, *Tuffier*, *Œlwein*, *Vignard*, *Malherbe*, *Quénu*, *Sonnenburg*, *Trinkler*, *Mauclaire*, *Capette*, *Trémolières*.

Dans ces cas, l'opérateur a trouvé, dans le sac herniaire une masse épiploïque plus ou moins volumineuse, noirâtre ou verdâtre, souvent d'un gris sale, parfois d'aspect sphacélique.

Le sac, généralement épaissi, contenait souvent un liquide louche et la masse épiploïque lui était unie, dans la plupart des cas, par des adhérences, soit lâches (Oberst), soit très résistantes et faisant corps avec le cordon (Championnière).

Cette masse se rétrécit au niveau du trajet inguinal, puis au-dessus de l'anneau interne, elle s'épanouit en une seconde masse présentant des caractères identiques et surmontée par la torsion au siège plus ou moins près de l'insertion colique.

On a noté, suivant les cas, un plus ou moins grand nombre de tours de spire.

Dans un seul cas (Oberst), la torsion siégeait immédiatement au-dessus de l'anneau interne; les tours de spire étaient tellement serrés que la rupture de la corde épiploïque était imminente.

Dans quelques cas, le sac herniaire était déshabité; la portion épiploïque tordue était remontée dans la fosse iliaque. Il en était ainsi dans les observations de Lejars.

Dans aucune des observations on ne signale la présence d'anses intestinales dans le sac herniaire, tous les auteurs insistent aussi sur ce fait que l'épiploon n'était pas étranglé au niveau du collet du sac; l'orifice permettait facilement l'introduction du doigt jusque dans la cavité abdominale.

Presque tous les auteurs ont noté des symptômes de réaction péritonéale, se traduisant par une congestion et un dépoli de la séreuse et par une ascite plus ou moins abondante.

II. — *Torsion entre deux adhérences.*

Ce groupe comprend les cas de *Walther, de Bayer, de von Baracz et de Moresco,* soit 4 observations.

Dans le premier cas (Walther), le plus simple comme définition, l'extrémité de l'épiploon adhérait au fond de la vaginale sous forme de corde tordue 5 ou 6 fois. Immédiatement au-dessus de l'anneau inguinal interne, existait une torsion en sens inverse.

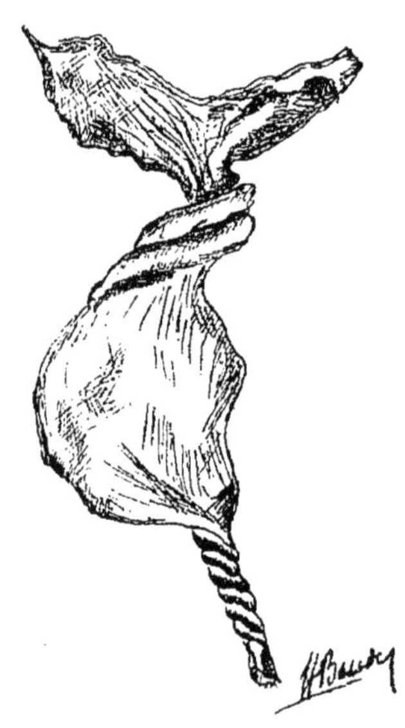

Fig. 1.
(D'après Von Baracz).

Dans le cas de von Baracz (*Fig.* 1), l'épiploon s'insérait de même à la partie inférieure d'un sac très épais, par une corde dure, tordue 5 ou 6 fois, de couleur bleue-noire, longue de 12 centimètres et grosse comme le petit doigt. Cette corde se prolongeait jusque dans le canal inguinal, et aboutissait à la partie supérieure sur une tumeur du volume d'un œuf d'autruche lobulée par des brides de tissu conjonctif et parcourue par de grosses veines saillantes gorgées de sang. Audessus d'elle une deuxième torsion en sens inverse séparait la partie lésée et la portion restée saine.

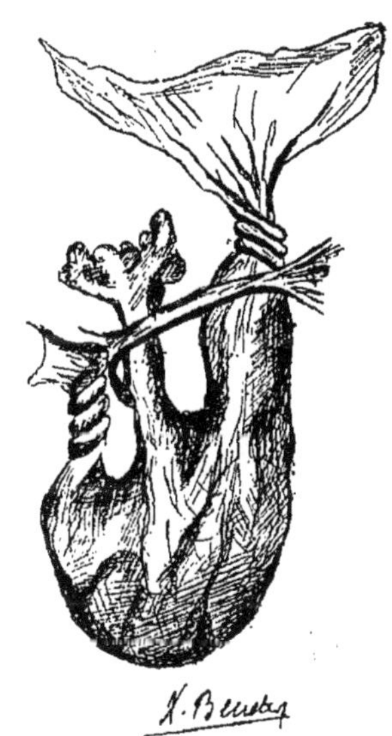

Fig. 2. (D'après Bayer).

Le cas de *Bayer* (*Fig.* 2), présente une disposition un peu plus compliquée. La portion tordue de l'épiploon est ici contenue dans le sac. Son extrémité inférieure s'insère au voisinage de l'anneau par un pédicule aminci, plusieurs fois tordu. La seconde torsion siège immédiatement au-dessus de l'anneau et rattache la portion herniée à l'épiploon abdominal resté sain.

L'auteur insiste particulièrement sur ce fait que la portion tordue n'était pas étranglée dans le trajet inguinal. Seul un petit fragment épiploïque détaché de la masse principale et

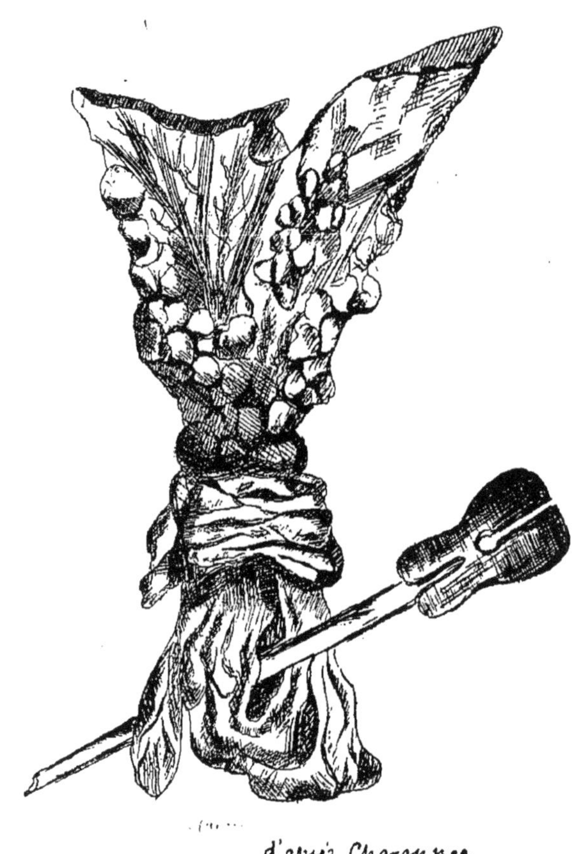

Fig. 3.
(D'après Chavannaz).

suivant un trajet rétrograde était venu se couder et s'étrangler sur l'anneau interne.

Dans l'observation de *Moresco* la portion épiploïque herniée adhérait en plusieurs points aux parois du sac. Cette masse présentait, au niveau du collet, une torsion très serrée formée par plusieurs tours de spire. Une deuxième torsion siégeait au voisinage de l'insertion côlique. La portion intermédiaire formait une masse ovoïde du volume d'une tête de fœtus, congestionnée, œdématiée et en voie de sphacèle.

III. — *Formes anormales de torsion*.

Chavannaz (*Fig.* 3), a rencontré derrière une hydrocèle vaginale coiffée d'un kyste du cordon, une masse épiploïque formant un nœud assez bizarrement constitué. L'ensemble présentait l'aspect d'un battant de cloche du volume du pouce et adhérait fortement au sac herniaire. Lorsque la masse eut été réséquée on put se rendre compte de sa disposition exacte.

La corde épiploïque avait formé d'abord une anse à concavité supérieure, puis la portion ascendante s'était enroulée autour de la masse principale en formant une sorte de bague d'ailleurs assez lâche et pouvant coulisser dans une certaine étendue. Cette bague était formée de deux tours de spire intimement accolés.

Le cas de *Bender* et *Heitz* (*Fig.* 4), présente également quelques particularités intéressantes.

Comme dans les observations précédentes il n'existait pas d'intestin dans le sac herniaire; la cavité en était occupée par une masse épiploïque très volumineuse. Un premier examen permet de se rendre compte que l'épiploon n'était pas étranglé au niveau du collet du sac. Au bout d'un instant le sac se remplit d'une assez grande quantité de liquide séro-sanguinolent, qui s'écoulait des parties déclives de la cavité péritonéale.

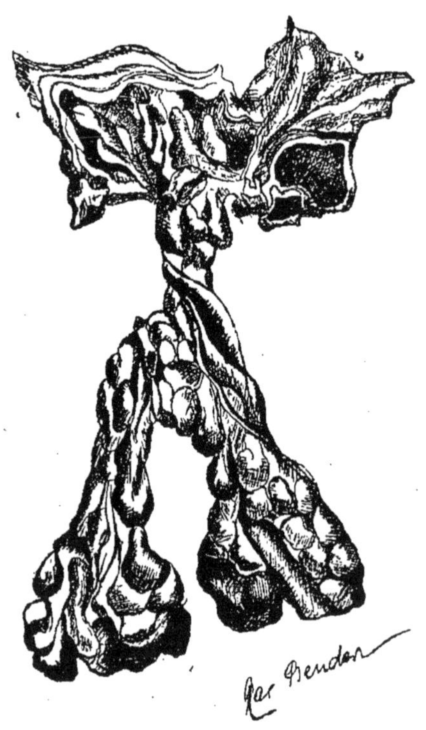

Fig. 4
(D'après Bender et Heitz).

L'épiploon fut attiré au dehors et l'on trouva, faisant saillie au niveau de sa partie moyenne, deux masses arrondies, turgescentes et violacées. L'épiploon fut saisi dans une ligature et réséqué.

En examinant la masse ainsi enlevée, on constata que l'épiploon était normal au niveau de son extrémité supérieure et aussi au niveau de son extrémité inférieure qui remplissait le sac herniaire. Mais la partie moyenne était ramassée et comme transformée en 3 ou 4 brides fibreuses épaissies entre lesquelles se trouvaient plusieurs grands trous inextensibles où l'intestin aurait pu facilement s'étrangler. Sur le bord gauche du tablier épiploïque, à l'extrémité de ces brides fibreuses, deux grosses masses adipeuses pédiculées dures et turgescentes étaient plusieurs fois tordues sur elles-mêmes, ayant ainsi un pédicule commun long de 2 centimètres.

La torsion consistait en deux tours et demi de spire et le pédicule détordu se montra formé par deux cordons distincts aboutissant chacun à une des masses graisseuses et ayant étranglée entre eux une grosse veine qui se rendait à l'une de ces deux masses.

On peut faire rentrer également dans cette variété des formes anormales de torsion le cas de *Wiart* et *Rénon*. Ici la masse épiploïque, en se tordant sur elle-même, avait entraîné l'appendice qui s'était enroulé étroitement autour de la partie tordue.

Telles sont les modalités anatomiques qui ont été observées. Si maintenant nous envisageons les lésions que présentait la masse épiploïque. Nous voyons que ces lésions offraient une grande variabilité suivant les cas considérés, Walther signale que, dans le cas observé par lui, la circulation se rétablit aussitôt la torsion défaite.

Dans d'autres cas les lésions étaient beaucoup plus marquées. Dans les cas chroniques, on s'est trouvé en présence de lésions de sclérose et d'épaississement; dans les cas aigus, la masse était thrombosée, œdématiée, en voie de sphacèle.

L'examen histologique n'a été pratiqué que dans 6 cas.

Dans le cas de *Monod*, on trouvait sur les coupes de nombreux vaisseaux capillaires extraordinairement dilatés et dont l'assemblage donnait, par places, l'aspect d'un angiome. Certains de ces capillaires s'étaient rompus et il en était résulté de véritables nappes hémorragiques à limites indécises.

Von Baracz a noté également une congestion générale des vaisseaux avec, par places, des globules sanguins extravasés rappelant les infarctus hémorragiques. En d'autres points existaient des bandes de tissus fibreux. L'auteur ne signale pas d'infiltration embryonnaire, état qui avait dû précéder certainement le stade fibreux.

L'épiploon de *Lucas-Championnière* forme une masse dure, adhérant intimement aux parois du sac et au cordon. et présentant, par places, des foyers hémorragiques. Cela simulait, à s'y méprendre, un néoplasme; mais M. Cornil, après examen de la pièce, conclut qu'il ne s'agissait que d'une forme d'épiploïte avec des vaisseaux thrombosés, par endroits, et un début de sphacèle.

Bender et Heitz ont constaté une résorption particulière des vésicules adipeuses avec une prolifération embryonnaire très nette au niveau des points nodaux des mailles, prolifération surtout marquée autour des vaisseaux gorgés de sang. Il n'existait pas de foyers hémorragiques, et le début des accidents était sans doute trop récent pour que les lésions aient pu aboutir, même à un début de sclérose.

Dans le cas de *Quénu* et dans le cas de *Mauclaire*, les lésions étaient sensiblement comparables. Nous renvoyons, pour de plus amples détails, aux observations qui sont reproduites *in-extenso* à la fin de ce travail.

PATHOGÉNIE

On ne peut actuellement résoudre d'une façon complète la question du mécanisme des torsions de l'épiploon. Les cas observés sont encore trop peu nombreux et n'ont pas été étudiés d'une manière assez complète pour que nous puissions en fixer avec précision la pathogénie.

Cependant, trois faits généraux nous paraissent devoir être signalés car on les retrouve dans toutes les observations publiées :

Ce sont :

1° La coexistence constante de la hernie et de la torsion de l'épiploon.

2° L'absence de l'intestin dans le sac herniaire.

3° L'absence d'étranglement de l'épiploon par le sac herniaire.

Dans leurs observations, Oberst et Bayer insistent d'une façon toute particulière sur ce point, et font remarquer qu'on pouvait facilement passer le doigt du sac herniaire jusque dans la cavité péritonéale.

La cause provocatrice a été mise en évidence dans un certain nombre de cas. Les accidents sont survenus après un effort dans le cas de Demons, à la suite de violents exercices de bicyclette dans le cas de Walther, consécutivement à la réduction d'une hernie inguinale dans le cas de Hochenegg.

Mais dans d'autres observations les accidents sont survenus brusquement, dans des conditions variables, sans qu'on puisse bien en dégager la cause déterminante.

Nous croyons que dans ces divers cas, la pathogénie de la torsion épiploïque ne peut être univoque et reconnaît un mécanisme différent suivant les modes de torsion.

Le mécanisme paraît assez simple à expliquer lorsque la torsion se produit entre deux adhérences. Sous l'influence d'un processus irritatif fréquemment observé dans les hernies anciennes, il est probable que des adhérences s'établissent entre la masse épiploïque et le sac herniaire. Cette masse ainsi fixée, subit d'une façon beaucoup plus marquée l'influence des petits traumatismes qui peuvent atteindre une hernie, qu'ils résultent, soit d'un choc, soit d'une tentative de taxis, soit de la pression répétée d'un bandage, soit simplement des mouvements péristaltiques intestinaux. La masse épiploïque comprimée, peut être amincie au niveau de l'anneau, se déplacer et finalement s'enrouler. C'est le mécanisme de l'étranglement entre deux torsions que l'on réalise expérimentalement en tordant une serviette par ses deux extrémités.

La torsion ne doit pas se faire complètement d'un seul coup ; il est probable qu'elle se produit lentement et d'une façon progressive; puis sous l'influence d'un traumatisme plus intense, d'un effort un peu violent, les tours de spire se resserrent et les phénomènes d'étranglement font leur apparition.

C'est ainsi que nous croyons devoir interpréter l'action des efforts violents, des tentatives de taxis, etc., qui ont, dans certains cas, immédiatement précédé, et en apparence déterminé l'apparition des accidents.

On peut [invoquer le même mécanisme pour expliquer les torsions en masse ; mais dans ces cas nous serions tenté d'attribuer une influence prépondérante aux malformations du bord de l'épiploon, aux franges épaissies, hypertrophiées que l'on peut y rencontrer, aux cordons surchargés de graisse qui peuvent le traverser en tous sens, formant de véritables brides. Ces conditions empêchent évidemment l'étalement facile de l'épiploon au-devant de la masse intestinale, favorisent le déplacement, ou du moins contribuent à le maintenir en position vicieuse, s'il vient à se produire.

Les altérations de structure résultant d'une épiploïte antérieur, l'épaississement et la dégénérescence fibreuse avec rétraction de l'épiploon doivent aussi avoir leur importance au point de vue pathogénique.

L'hypertrophie des franges et la pédiculisation qui en a été la conséquence, ont joué le principal rôle dans le cas que nous avons remarqué.

Quant aux torsions bizarres, comme celle qu'observa Chavannaz, nous nous bornerons à en enregistrer la possibilité sans prétendre en expliquer le mécanisme.

SYMPTOMES.

Les torsions de l'épiploon, n'ont pas à vrai dire de séméiologie qui leur soit propre. Dans une grande partie des observations qui ont été publiées, ont est frappé de voir que les accidents signalés simulent à s'y méprendre, l'étranglement herniaire, spécialement l'étranglement épiploïque.

A la suite d'un effort, ou de tout autre cause, un malade, porteur d'une hernie généralement ancienne et réductible, est pris d'une douleur brusque, déchirante, siégeant au niveau du sac et se généralisant très rapidement aux parties inférieures de l'abdomen. Nous avons vu que pour ainsi dire toujours il s'agit d'une hernie inguinale : la tumeur herniaire a augmenté de volume, elle est devenue dure et irréductible. La palpation est l'objet de vives douleurs, et demande à être pratiquée avec beaucoup de précaution et de douceur.

A la percussion, la tumeur est mate. Elle se continue à travers le canal inguinal, par un cordon épais, dur et irrégulier, qui s'enfonce dans la cavité abdominale.

On le sent souvent se terminer sur une masse rétropariétale, étalée au-dessus du pli de l'aine et remontant vers l'ombilic, à contours mal définis et qui n'est autre que la partie supérieure du tablier épiploïque.

Le ventre, très sensible à la palpation est ballonné. Il existe assez souvent un certain degré d'ascite se traduisant par une submatité légère dans les flancs.

La constipation est de règle; souvent absolue elle peut cependant n'être qu'incomplète. L'émission de gaz est ordinairement conservée.

Dès le début, les vomissements s'installent, ordinairement violents, tenaces et persistants, d'abord alimentaires, puis muqueux, puis bilieux, exceptionnellement fécaloïdes.

Le malade est dans l'anxiété, le visage pâle est inondé d'une sueur froide. La langue est sèche et sale, la température oscille entre 38° et 38°5 ; le pouls petit et rapide varie entre 120 et 130 pulsations.

Tel est l'ensemble des symptômes observés dans les cas aigus et lorsque le tableau clinique se présente au complet.

Mais assez souvent les uns ou les autres de ces signes peuvent être rares et plus ou moins effacés. La constipation n'est parfois qu'incomplète, les vomissements peuvent être rares et peu abondants ou même faire complètement défaut. Tous ces faits sont d'ailleurs observés d'une façon courante dans l'épiplocèle étranglée.

Dans un certain nombre d'observations on a signalé une sédation des symptômes vers le deuxième ou troisième jour, suivie d'ailleurs, à brève échéance, d'une aggravation sérieuse qui a commandé l'intervention.

Dans d'autres cas (Bayer, Chavanaz, etc.) le début violent

et dramatique fait complètement défaut. Les symptômes, sont lents et insidieux comme dans l'occlusion chronique et d'abord purement locaux. En général, c'est une douleur assez vive, s'accompagnant d'une tuméfaction du sac herniaire et d'une irréductibilité le plus souvent absolue. On peut observer des phases de constipation suivies de débacles plus ou moins abondantes, parfois quelques vomissements ; mais à l'origine, tout au moins, la maladie ne semble pas devoir présenter un caractère de sérieuse gravité. Disons toutefois que ces cas constituent une minorité et que le début aigu ou subaigu semble devoir être la règle.

Enfin il faut être prévenu qu'en raison de la possibilité de la réduction en masse, après torsion, de la portion épiploïque herniée, la seméiologie peut prendre une allure tout à fait différente. Le cas de Hochenegg, entre autres, en est une preuve typique. Il s'agissait d'une hernie inguinale droite, les accidents débutèrent quelques jours après la réduction de cette hernie et se traduisirent par des douleurs abdominales avec tympanisme et vomissements. A l'examen, on trouva que le sac herniaire était complètement déshabité. En revanche, on sentait une résistance douloureuse dans la fosse iliaque droite, qui envahit peu à peu toute la correspondante de l'abdomen.

Les cas de ce genre sont évidemment bien faits pour dérouter le clinicien et font songer à toute autre chose qu'à une torsion épiploïque. C'est ainsi que Hochenegg a pensé à une réduction en masse avec persistance d'un étranglement interne et que Lejars fit le diagnostic d'appendicite dans un cas absolument comparable.

En résumé, et d'une manière générale on a survenant

brusquement, le tableau plus ou moins complet d'un étranglement herniaire.

Il faut signaler que la gravité des symptômes est plus grande que dans l'étranglement épiploïque banal. Ce sont des signes très comparables à ceux qui accompagnaient la torsion des pédicules des kystes de l'ovaire.

DIAGNOSTIC

Le chapitre du diagnostic est assurément le plus obscur dans l'histoire des torsions épiploïques. Dans l'étude que nous venons de faire des symptômes de cette affection, ce que nous avons relevé, ce sont des signes plus ou moins complets, souvent intenses, parfois très attenués, d'étranglement herniaire. Mais il nous a été impossible de trouver aucun symptôme qui pût être considéré comme caractéristique. Et cela est si vrai que pas une fois parmi les cas qui ont été observés jusqu'à ce jour, le diagnostic exact n'a été porté. La plupart du temps on a fait le diagnostic d'étranglement herniaire, ou simplement d'engouement ; dans des cas moins aigus, Championnière pensa à une épiploïte et nous avons vu Lejars diagnostiquer une appendicite dans le cas très particulier que nous avons signalé.

Le diagnostic qui sera sans doute fait le plus souvent en présence des cas de ce genre est celui d'épiplocèle étranglée ou enflammée. En effet, le caractère de la tumeur herniaire, sa dûreté, la matité qu'elle présente, permettront habituellement de mettre l'intestin hors de cause.

Dans les cas ordinaires, on pourra difficilement admettre autre chose — que dire alors des faits où la portion tordue est rentrée dans la cavité abdominale ? Hochenegg crut être en présence d'une réduction en masse avec persistance d'un étranglement interne ; Lejars a pensé à une appendicite parce que la masse occupait la fosse iliaque droite. Mais elle pourrait tout aussi bien siéger à gauche. On conçoit facilement la multiplicité des hypothèses qui peuvent alors venir à l'esprit et l'embarras très grand qui en résultera pour le clinicien.

Nous nous reconnaissons incapable de résoudre cette question, cependant si importante, du diagnostic, en l'état de nos connaissances actuelles. Ce que nous avons voulu, c'est montrer que la torsion de l'épiploon existe en tant que maladie propre, que c'est une complication assez fréquente de hernie.

Nous pensons qu'il était bon d'attirer l'attention sur cette affection et de montrer qu'on doit y songer quand on se trouve en présence d'un malade qui présente les signes d'une épiplocèle étranglée.

PRONOSTIC

Il est encore difficile, en l'état actuel de la question, d'établir le pronostic des torsions de l'épiploon. Dans les différents cas observés, à part le cas de Trémolières, les malades ont bénéficié de l'erreur de diagnostic qui fut commise et de l'intervention précoce qui en a été la conséquence.

Lorsqu'on considère les résultats des opérations qui ont été pratiquées, on voit qu'à la condition d'intervenir rapidement, ce pronostic peut être considéré comme relativement bénin. En effet, sur 28 opérations (1) faites parfois dans d'assez mauvaises conditions, on ne relève que 5 morts, et encore trois fois ces morts résultent-elles de complications qui relèvent de l'état antérieur du malade bien plus que de la torsion épiploïque. C'est ainsi que le malade de *Lejars* mourut de delirium tremens trois jours après l'opération. Le malade de

(1) Dans le cas de Trémolières, le malade mourut de cachexie et la torsion épiploïque fut une trouvaille d'autopsie.

Bender et Heitz, qui était un vieil emphysémateux bronchitique succomba à une broncho-pneumonie quelques semaines après son opération, alors que l'état local permettait de le considérer comme guéri. De même, le malade de *Monod* succomba à une pneumonie grippale ; dans deux cas seulement, dans celui de *von Eiselsberg* et dans celui de *Moresco* la mort fut imputable nettement à la torsion de l'épiploon. Et encore dans le cas de Moresco, l'opération avait été incomplète. On n'avait extirpé que la partie de l'épiploon contenue dans le sac herniaire et l'on avait laissé en place la partie supérieure de la masse épiploïque au-dessus de laquelle se trouvait la torsion.

Quant à savoir ce que deviendrait un épiploon tordu abandonné à lui-même, on en est réduit à de simples hypothèses. Cependant, étant donné les phénomènes sérieux d'occlusion et le retentissement péritonéal intense que l'on a observé dans bon nombre de cas, ainsi que l'atteinte profonde que subit l'état général, il est à présumer que la mort ne tarderait pas à survenir par suite de la paralysie reflexe de l'intestin et de la stercorémie.

Dans ces cas moins aigus, le danger est cependant encore fort sérieux. Le pédicule tordu et fortement serré s'amincit rapidement. Cet amincissement était extrême dans certains cas, au point que l'extrémité tordue a failli se détacher. Il est permis d'envisager de cette façon la possibilité d'hémorragies assez abondantes pour entraîner la mort.

La masse épiploïque tordue peut enfin se sphacéler. Des phlegmons herniaires peuvent ainsi prendre naissance et s'ouvrir à l'extérieur, comme dans l'épiplocèle étranglée. Ce serait peut-être un mécanisme rare, mais possible, de guérison spontanée des torsions épiploïques.

Mais si ces divers accidents peuvent être envisagés en héorie, ils ne doivent pas entrer en ligne de compte dans la pratique ; on ne doit pas leur donner le temps de se produire.

L'intervention hâtive et sans grande gravité que nous permettent les procédés de la chirurgie actuelle, doit en mettre le malade complètement à l'abri.

TRAITEMENT

Les règles du traitement en matière de torsions épiploïques sont des plus simples à formuler. Il est inutile, il est même dangereux d'attendre que les signes d'étranglement soient au complet ; il faut se garder avec soin de pratiquer aucune manœuvre de taxis qui ne pourrait avoir d'autre effet que de resserrer encore la torsion. Il *faut opérer et opérer de suite.*

Le bistouri fendra largement les téguments tout le long de la tumeur herniaire. Le sac incisé, la masse épiploïque sera attirée au dehors, libérée de ses adhérences s'il en existe, et pédiculisée. Un point important est à recommander : il faut attirer fortement l'épiploon au dehors pour bien s'assurer qu'il n'existe pas au-dessus une nouvelle torsion et qu'on se trouve bien dans la partie saine. Pour plus de sûreté, l'index pourra être introduit à travers l'anneau jusque dans le ventre.

Nous avons vu que, assez souvent, la torsion siège très haut près de l'insertion côlique de l'épiploon. Il ne faudra pas hésiter, le cas échéant, à prolonger l'incision sur la paroi abdominale et même, au besoin, à compléter l'opération par une laparotomie médiane.

C'est pour avoir négligé cette précaution et pour avoir pratiqué une exploration insuffisante que Moresco méconnut l'existence d'une torsion de l'épiploon et fit une opération incomplète.

Dans le cas de Walther, aussitôt la torsion détruite, la circulation se rétablit immédiatement. On peut concevoir qu'en opérant de très bonne heure, on puisse conserver la partie tordue. Cela peut avoir une certaine importance si l'on est en présence d'une torsion en masse, et siégeant très haut, mais nous pensons que, d'une manière générale, il vaut mieux s'abstenir de cette pratique et lui préférer la résection.

Le pédicule, s'il est étroit, pourra être pris dans un seul fil, mais il est préférable, même dans ce cas, de faire une ligature en chaîne, au catgut, qui serre mieux et ne glisse pas. Cette ligature doit être faite avec le plus grand soin, et le pédicule ne doit être rentré qu'après s'être assuré qu'il n'y a pas trace de suintement sanguin. Il sera prudent de placer également des fils au niveau des adhérences qu'on aura dû déchirer et qui saignent, en général assez abondamment.

La conduite à tenir sera identique dans les cas, évidemment très rares, où la torsion épiploïque a été suivie de réduction en masse. Le plus souvent alors on sera conduit à l'intervention par un diagnostic erroné et la torsion épiploïque ne sera qu'une trouvaille opératoire au cours de la laparotomie.

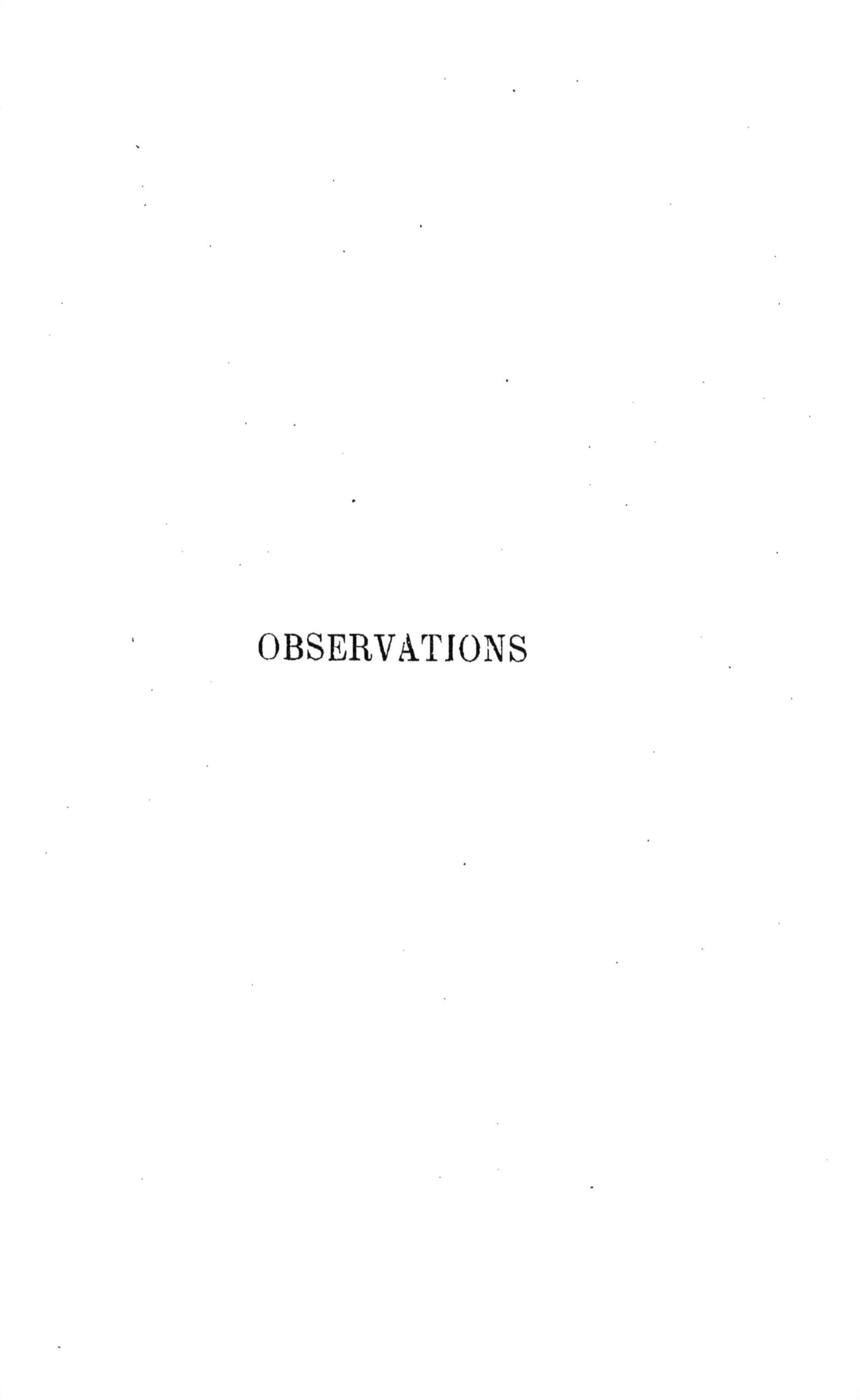

OBSERVATIONS

OBSERVATIONS

OBSERVATION I. — OBERST. — *Centralblatt fur Chirurgie*, n° 27, 8 juillet 1882, p. 441.

Le nommé X..., 35 ans, entre en mars 1882 à la clinique chirurgicale de Halle, avec des accidents d'étranglement herniaire. Depuis 15 ans, il était porteur d'une hernie inguinale réductible et portait un bandage qui ne la maintenait d'ailleurs qu'incomplètement. Deux jours avant, la hernie était devenue irréductible. Bientôt s'installèrent des douleurs violentes, siégeant d'abord au niveau de la tumeur herniaire et qui s'irradièrent ensuite à tout le bas-ventre. Une constipation opiniâtre s'installa, accompagnée d'un état nauséeux, sans qu'il y eût toutefois de vomissements. Un médecin appelé ne put réduire la hernie et le malade fut envoyé à l'hôpital.

A l'examen, on trouva une hernie inguinale droite, très tendue, s'étendant en bas jusqu'à la partie moyenne du scrotum et se prolongeant en haut jusque dans la cavité abdominale par un cordon un peu plus mince. La tumeur herniaire et le ventre légèrement météorisé étaient très douloureux à la palpation. Le malade fut endormi. On put alors mobiliser la tumeur herniaire, mais, malgré quelques tentatives, d'ailleurs prudentes, de taxis, la réduction fut impossible. On fit le diagnostic d'épiplocèle et l'opération fut pratiquée aussitôt.

En incisant les téguments, on tomba tout d'abord sur un kyste, rempli de liquide citrin. Le sac fut ensuite ouvert : il s'écoula une petite quantité de sérosité trouble, il s'agissait bien d'une hernie épiploïque : le sac ne renfermait pas d'intestin. L'épiploon était œdématié, d'une couleur foncée, d'un gris sale et parcouru par des vaisseaux volumineux et thrombosés. Il adhérait en plusieurs points aux parois du sac ; mais ces adhérences étaient récentes et furent libérées.

La masse épiploïque fut attirée au dehors et on constata qu'il existait au-dessus d'elle une torsion multiple qui la séparait du reste de l'épiploon resté sain. Cette torsion était extrêmement serrée et le pédicule était tellement aminci qu'un léger effort l'eût sans doute détaché complètement de la partie sus-jacente. Il ne s'agissait pas d'un étranglement épiploïque car le doigt pénétrait facilement dans la cavité abdominale au travers de l'orifice interne. L'irréductibilité avait donc été causée par l'œdème et la tuméfaction de la portion de l'épiploon comprise au-dessous de la torsion. Le pédicule fut saisi dans un catgut au-dessus de la torsion, puis sectionné, le sac fut réséqué et la paroi suturée.

Les suites furent simples et le malade quitta l'hôpital trois semaines après.

Observation II. — Demons. — Association française pour l'avancement des sciences. — Congrès de Pau, section de chirurgie, septembre 1892, *in Revue de Chirurgie*, 1893, p. 152.

Un homme, âgé de 36 ans, porteur d'une hernie inguinale depuis l'âge de 7 ans, présenta, trois jours après un effort, tous les symptômes de l'étranglement hernaire.

Le diagnostic de hernie étranglée paraissant bien établi, on fit l'opération. On trouva dans le sac une masse volumineuse déjà noire, constituée par une masse d'épiploon, commençant à se sphaceler. Il fut impossible d'attirer hors du canal une portion saine d'épiploon afin de faire la section et la ligature du sac en vue de la cure radicale. C'est ce qui obligea de faire la section en un point qui ne paraissait pas aussi sphacélé que le reste. On surveilla le malade afin de parer par une laparotomie aux complications qui pourraient se présenter.

Le lendemain cependant le malade alla mieux. Puis, la nuit suivante, survinrent des phénomènes péritonéaux faciès grippé, pouls petit, imperceptible. Je pratiquai la laparotomie et dans l'abdomen je trouvai une masse énorme gangrénée représentant toute la partie inférieure de l'épiploon.

Celui-ci avait été tordu deux fois sur lui-même, la torsion supérieure siégeait immédiatement au-dessous du côlon transverse.

C'est cette torsion qui avait passé inaperçue dans l'opération de la cure radicale, et qui avait empêché d'extraire du canal inguinal le reste de l'épiploon. Je ne connais pas d'exemple semblable de torsion aboutissant à la gangrène.

Observation III. — C. Bayer. *Centralblatt für Chirurgie*, 1898, n° 17, p. 462.

Mme F..., âgée de 54 ans, portait depuis 15 ans, une hernie inguinale gauche. Elle porta pendant longtemps un bandage qui devint insuffisant en raison de l'adiposité de la paroi abdominale. D'autres bandages furent essayés à plusieurs reprises sans plus de succès. Cette hernie n'avait jamais occasionné aucun trouble ; elle avait fini par n'y attacher aucune attention. Le 5 mars 1898, elle me fit appeler et raconta que quelques jours auparavant, à la suite d'efforts de toux occasionnés par un rhume violent, elle avait été prise de douleurs au niveau de la hernie. Elle avait eu la sensation qu'une masse arrondie se déplaçait dans le sac herniaire. Les douleurs persistèrent et, craignant un étranglement herniaire, elle m'avait fait appeler.

A l'examen, je ne constatai aucun symptôme d'étranglement, la malade avait eu une selle dans la journée et, en raison de l'épaisseur de la paroi, il me fut impossible de reconnaître s'il existait ou s'il n'existait pas de hernie. En explorant le canal inguinal, je provoquai bien de la douleur, mais l'abondance de la couche adipeuse me rendait toute exploration exacte impossible. Je conseillai simplement le repos.

La nuit fut mauvaise et, le lendemain matin, je pus reconnaître facilement qu'il existait une hernie. La malade avait des nausées fréquentes. Je tentai prudemment quelques manœuvres de taxis et la réduction étant impossible, je conseillai l'opération, qui fut pratiquée à 11 heures du matin.

J'incisai la paroi abdominale et, le sac ouvert, tombai sur une grosse masse épiploïque, violacée, parcourue par de grosses veines très dilatées. Cette masse se prolongeait jusque dans la cavité abdominale par une portion arrondie. J'essayai d'attirer l'épiploon au dehors et je ne pus y parvenir, bien que le doigt pût passer très facilement dans la cavité abdominale au travers de l'orifice interne.

L'épiploon formait à ce niveau un cordon arrondi qui adhérait fortement à la partie inférieure de l'orifice interne.

Pour me donner du jour, j'agrandis l'incision et je pus constater alors que le pédicule de la masse épiploïque présentait une torsion de 4 à 5 tours de spire autour de son axe.

La partie inférieure de la masse épiploïque herniée adhérait au pourtour du sac et présentait une torsion en sens inverse.

Enfin un lobe aberrant et pédiculé, émané de la masse principale, s'était engagé au travers de l'anneau jusque dans la cavité abdominale et se trouvant œdématié, sans doute à la suite de la torsion, il n'avait pu redescendre dans le sac de sorte que nous avions à la fois une torsion épiploïque entre deux adhérences et un étranglement rétrograde d'une portion de la masse herniée.

L'épiploon présentait une couleur d'un brun noirâtre, les vaisseaux étaient dilatés, la gangrène paraissait imminente.

Les adhérences furent libérées, l'épiploon réséqué, le sac refermé et la plaie fut suturée en laissant un drain.

La guérison se fit sans incident.

Observation IV. — Monod *in Thèse* de Reynier. Paris 1898-99.

Joseph M..., journalier, 40 ans, entre dans le service de M. Monod à St-Antoine, le 5 décembre 1898. Ce malade arrive à l'hôpital avec le diagnostic de hernie étranglée.

Il est porteur, depuis dix ans, d'une hernie inguinale droite, ne l'ayant jamais incommodé et se réduisant facilement. Jamais non plus elle ne s'est étranglée et n'a nécessité le port d'un bandage.

A la suite d'un effort, le malade a ressenti brusquement une douleur aiguë dans la fosse iliaque droite, douleur qu'il compare à un coup de couteau. En même temps, la bourse droite, occupée normalement par sa hernie, toujours facilement réductible, est devenue douloureuse, volumineuse, dure et tendue. Il a essayé de faire rentrer sa hernie et, ne pouvant y parvenir, il a fait appeler un médecin qui, après de vains efforts dans le même sens, le fit conduire à l'hôpital.

A son entrée, dix heures environ après le début de l'accident, nous examinons le malade et constatons ce qui suit :

Etat général assez bon, pouls fort et régulier, mais un peu rapide (100). Le malade a eu quelques nausées, mais pas de vomissements.

Localement, la bourse droite et le canal inguinal sont occupés par une tumeur dure, tendue et douloureuse. Le maximum de la douleur siège au niveau de l'orifice du canal inguinal et la palpation fait sentir profondément dans la fosse iliaque droite, un *cordon* qui paraît se continuer avec la masse inguino-scrotale et qui ne peut être que l'épiploon.

Au niveau de ce cordon, la palpation est très douloureuse et, dans la bourse droite, il semble qu'on arrive à percevoir une fluctuation obscure, indice de la présence de liquide dans le sac. La matité est absolue à ce niveau.

En dehors de ces phénomènes herniaires déjà graves, le pronostic est assombri par un mouvement fébrile (39° dans le rectum), un début de grippe (râles disséminés dans toute la poitrine, toux sèche) et les habitudes alcooliques invétérées du malade.

Le diagnostic se pose donc : épiplocèle inguinale étranglée avec début de grippe.

Opération. — Après chloroformisation, incision des couches cutanées jusqu'au sac. Enucléation de la tumeur herniaire. Incision au bistouri ordinaire de l'anneau inguinal et du canal inguinal. Incision du sac immédiatement en avant du collet; issue d'une petite quantité de liquide.

Le sac qui présente tous les caractères des vieux sacs herniaires, est épaissi de près d'un centimètre. Il contient un épiploon chroniquement enflammé et à peine serré par le collet du sac.

Section du collet du sac. Le doigt, introduit dans la cavité abdominale permet de se rendre compte qu'il n'existe pas d'autre cause de striction. On attire facilement l'épiploon, croyant trouver la partie saine immédiatement au-dessus de la partie à peine serrée par le collet ; mais on tombe, avec surprise, sur un large cordon épiploïque, du volume de deux gros pouces réunis et présentant, sur une longueur d'environ 15 centimètres six tours de spire. Cette particularité anatomique avait déterminé une hémorragie diffuse dans toute cette partie du tablier épiploïque.

On pose un fil en chaîne au niveau de l'union des parties saines et des parties tordues. Résection de l'épiploon ainsi enroulé sur lui-même.

Les autres temps de la cure radicale sont rapidement exécutés. Fermeture de la paroi en deux plans. Petit drain dans la plaie.

Les suites opératoires, au point de vue herniaire sont excellentes. Le deuxième jour on enlève le drain. La plaie est parfaite comme aspect. Aucun phénomène du côté de l'abdomen, pas de douleur ni de vomissements.

Par contre, l'état pulmonaire s'est aggravé. Malgré tous les révulsifs et une médication tonique appropriée, le malade meurt, le cinquième jour après l'opération, avec tous les signes d'une broncho-pneumonie grippale confirmée par l'autopsie.

Examen histologique (Dr Blanc). Deux éléments frappent tout d'abord :

La dilatation des vaisseaux et l'infiltration hémorragique.

Les vaisseaux sont gorgés de sang et leur coupe transversale est arrondie. On constate ensuite une dilatation énorme de nombreux vaisseaux capillaires dont la paroi est très mince ; et leur assemblage donne par places l'aspect d'un angiome.

De plus, les moindres vaisseaux capillaires, si petit que soit leur calibre sont aussi gorgés de sang ; et les fentes du tissu conjonctif, bordées de cellules plates sont aussi transformées en cavités plus ou moins grandes, pleines de sang.

Quant à l'infiltration hémorragique, elle se présente par nappes plus ou moins étendues. Au milieu d'elles, le tissu conjonctif montre ses faisceaux dissociés en tractus d'épaisseur variable, présentant la disposition d'un réticulum dont les mailles seraient pleines de sang.

Ailleurs, les tractus conjonctifs, paraissant rompus, se perdent au milieu de globules sanguins et la limite des nappes hémorragiques est toujours indécise. Il n'y a pas de réticulum fibrineux apparent ; pas d'organisation du dépôt sanguin et pas d'agglomération de cellules inflammatoires autour des vaisseaux. Enfin, c'est une sorte d'apoplexie caractérisée par la dilatation de tous les vaisseaux et l'hémorragie interstitielle.

Observation V. — Von Eiselsberg. — *Deutsche med. Wochenschrift*, 1898, 1er déc. *Vereins-Beilage*, n° 35, p. 260.

Le malade, âgé de 42 ans, souffre depuis trois ans d'une hernie inguinale droite; il souffre également de l'estomac depuis trois mois et accuse une sensation d'oppression dans l'abdomen. A son entrée à la clinique, météorisme moyen; on trouve dans l'hypocondre droit une tumeur dure et douloureuse. Dans le canal inguinal droit, masse épiploïque dure et irréductible. Herniolaparotomie. L'épiploon apparaît imprégné de sang, avec des lacunes, et tordu de droite à gauche. La main, introduite alors, ne rencontre rien d'anormal et on acquiert ainsi la preuve que la tumeur, précédemment sentie dans l'hyponcondre droit, n'était qu'un durcissement de l'épiploon; ce dernier est lié et réséqué au niveau de la torsion. Suture en trois places de la paroi abdominale. Mort 38 heures après l'opération.

Observation VI. — Von Baracz. — *Deutsche Zeitschrift, für Chirurgie*, 1900, Bd 54, p. 584.

Le nommé Buin, âgé de 42 ans, employé, était porteur, depuis plusieurs années, d'une hernie inguinale gauche réductible et maintenue facilement par un bandage.

Le 4 avril 1899, en soulevant un fardeau pesant, il fut pris brusquement d'une violente douleur dans le côté gauche.

La hernie augmenta de volume et devint irréductible.

Le malade dut cesser son travail et garder le lit.

Dans la nuit du 6 au 7, les douleurs diminuèrent au niveau de la hernie, mais en revanche le malade fut pris de douleurs abdominales violentes survenant par accès.

Le malade avait eu deux selles le 6 et le 7 avril.

Ce jour-là il y eut un arrêt brusque des gaz.

Le soir, à l'examen, on trouve le malade pâle, inondé d'une sueur froide; la langue sèche; le pouls bat à 120, la température est de 38°5.

On ne trouve pas de tumeur dans la région inguinale; cependant à gauche il existe une légère saillie et d'un côté le scrotum est induré, légèrement tuméfié et douloureux.

En remontant vers l'anneau inguinal, on constate l'existence d'un cordon de la dimension du petit doigt, douloureux, qui s'engage dans le canal; ce cordon est légèrement mobile, mais on ne peut arriver à le réduire.

Le ventre est ballonné, douloureux, sensible à la palpation.

Il existe dans les parties déclives une matité légère disparaissant lorsqu'on fait coucher le malade sur le côté, qui traduit l'existence d'un épanchement ascitique libre.

On fait le diagnostic d'étranglement épiploïque avec péritonite au début, et l'opération est faite le même jour à 6 heures du soir.

Les téguments sont incisés et l'on trouve un sac épaissi à l'ouverture duquel s'écoule une petite quantité de liquide citrin.

On constate alors qu'il existe, inséré au fond du sac, un cordon de la dimension du petit doigt, tordu 5 ou 6 fois sur lui-même, présentant une couleur bleue-noire.

Ce cordon se prolonge dans le canal inguinal en augmentant un peu de volume. Il n'est pas étranglé au niveau de l'anneau et le doigt pénètre facilement à côté de lui jusque dans la cavité abdominale.

L'incision est prolongée et l'on constate que le cordon se continue par une tumeur du volume d'un œuf d'autruche, noirâtre, que l'on ne peut extraire qu'après avoir agrandi à nouveau l'incision.

Cette masse est parcourue par de grosses brides fibreuses et de grosses veines dilatées, gorgées de sang.

Par la plaie abdominale s'écoule une grande quantité de liquide ascitique foncé. La tumeur est surmontée d'une torsion de plusieurs tours de spire à laquelle fait suite la partie supérieure de l'épiploon restée saine.

On fait une ligature au niveau de la partie saine de l'épiploon, on résèque toute la partie malade.

La masse ainsi extraite pèse environ 1 kilogramme.

Le sac épaissi et adhérent est extirpé et la plaie est suturée en laissant un drainage.

Les suites opératoires furent favorables et le malade guérit après avoir fait cependant un abcès de la paroi.

Il a été revu depuis en parfaite santé.

L'examen de la pièce montre que l'épiploon s'était tordu comme une serviette fixée par ses deux extrémités.

La portion comprise entre les deux torsions était étranglée, la circulation était complètement interrompue et si l'intervention n'avait pas été pratiquée, la gangrène fût certainement survenue à brève échéance.

A la coupe, l'épiploon présentait une coloration homogène bleuâtre ou grisâtre. Par place on observait des îlots de tissu restés sains.

A l'examen histologique, on trouvait des parties normales séparées par des épanchements sanguins, rappelant les infarctus hémorragiques.

Les artères et les veines sont dilatées au maximum et remplis de sang.

OBSERVATION VII. — PECK. — *Medical Record*, février 1900.

La malade était porteur d'une hernie inguinale droite réductible, datant de 12 ans. Elle raconta qu'elle avait été dans son état habituel jusque quatre ou cinq jours avant son entrée à l'hôpital. Elle avait eu alors des douleurs, des vomissements et une élévation modérée de la température.

A son arrivée à l'hôpital la température est de 100° 1/2 Farenheit.

A l'examen on sent une masse distincte dans la partie droite de l'abdomen. A l'ouverture du ventre on trouve en ce point une tumeur solide constituée par de l'épiploon. Celui-ci est tordu et l'on découvre un pédicule serré siégeant à deux lames du côlon transverse.

L'épiploon est enroulé autour de son axe vertical.

Il n'existe aucune adhérence au niveau du sac herniaire. On trouve quelques adhérences au niveau de la trompe et de l'ovaire droits. Aucune tumeur n'est mêlée à la masse épiploïque. La section montre de l'inflammation chronique sanguine. La malade guérit rapidement. Le diagnostic posé avait été celui de tumeur abdominale.

Observation VIII. — Hochenegg. *Soc. impériale et royale de médecine de Vienne,* 23 *février* 1900, *in Wiener Klinische Wochenschrift,* 1900, p. 291.

Le 1er janvier 1900, le malade fut pris subitement de violentes douleurs abdominales, bientôt accompagnées de vomissements.

Il eut un grand frisson qui ne cessa qu'une heure environ après qu'il eût pris le lit.

Le malade ressentait le besoin d'aller à la selle. Il prit un lavement qui provoqua une évacuation, mais les symptômes ne s'amendèrent pas. La nuit fut mauvaise, mais au matin les symptômes s'amendèrent légèrement, les vomissements cessèrent et le malade rendit quelques gaz.

La température était de 38°4.

Le 3 janvier l'état s'aggrava de nouveau, le pouls s'éleva à 100, le ventre se ballonna et l'état général devint menaçant.

Je fus appelé pour examiner le malade. Il était porteur, depuis son enfance, d'une hernie inguinale droite réductible et maintenue par un bandage. Jusqu'il y a deux ans, le malade n'avait pas souffert de sa hernie. A cette époque, il fut pris de troubles gastro-intestinaux se traduisant par de la pesanteur, de la lenteur de la digestion. Différents traitements furent institués sans grand résultat.

Le 1er janvier, le malade avait pris un bain et en voulant remettre son bandage il eut beaucoup de peine à réduire sa hernie ; il y parvint cependant et tout paraissait rentrer dans l'ordre, lorsque parurent vers le soir les accidents que nous avons signalés plus haut.

A l'examen je fus frappé par l'état de dépression profonde du malade : le pouls était petit, accéléré, la respiration superficielle et fréquente, la température était de 38°5.

La cuisse droite était légèrement fléchie et le malade la mettait difficilement en extension.

Le ventre était ballonné et tendu ; la hernie était maintenue par un bandage et ce dernier étant enlevé, on constata que le sac était déshabité. On engageait très facilement deux doigts au travers de l'anneau.

Je pensai alors qu'il s'agissait d'un étranglement herniaire suivi de réduction en masse.

J'explorai l'abdomen et constatai qu'il existait dans la fosse iliaque droite une masse rénitente légèrement mate à la percussion très sensible à l'exploration, je pensai alors qu'il s'agissait peut-être d'une appendicite.

Le cœcum et l'appendice pouvaient avoir été contenus dans le sac herniaire et les efforts violents exercés par le malade pour réduire sa hernie avaient pu en déterminer l'inflammation.

Le début aigu, la fièvre et le frisson me paraissaient être en faveur de cette manière de voir.

Le lendemain le malade se trouvait dans l'état suivant : la température était de 36°9, le pouls petit à 96. Le ballonnement abdominal avait augmenté, la masse renitente intra-abdominale paraissait avoir gagné en étendue, la douleur était très vive à ce niveau.

Le sac herniaire était beaucoup plus volumineux, rempli de liquide que l'on pouvait par pression refouler jusque dans la cavité péritonéale. Je me décidai à intervenir.

L'incision fut pratiquée à droite de la ligne médiane.

A l'ouverture du péritoine il s'écoula environ deux litres d'une ascite sanguinolente et l'on aperçut une tumeur de coloration bleuâtre, parcourue par de grosses veines très dilatées.

L'incision fut agrandie et l'on attira dans la plaie une masse du volume de la tête, libre de toute adhérence et constituée par l'épiploon. La tumeur était formée par une masse principale du volume d'une tête d'enfant à laquelle était appendue une série de prolongements grisâtres.

Je pensai qu'il s'agissait d'une torsion, la masse fut attirée au dehors et je constatai qu'au niveau de la partie supérieure, la tumeur était appendue à un pédicule du volume de l'index, tendu de droite à gauche.

La portion sous-jacente de l'épiploon était absolument saine. Le pédicule fut lié et sectionné et la plaie fut refermée après extirpation du sac herniaire.

Les suites furent simples et le vingt-sixième jour le malade quitta l'hôpital.

Il se trouve en excellente santé et les troubles gastro-intestinaux ont disparu.

Observation IX. — Wiener. *Annals of Surgery. Philad. Avril* 1900.

A. L..., 79 ans, entre à l'hôpital du Mont Sinaï le 7 mars 1900. Il était envoyé à l'hôpital par le Dr Richard, avec le diagnostic de : « abcès consécutif à une appendicite ». Le malade, en dépit de son âge avancé était toujours resté actif et jouissait d'une bonne santé. Le 3 mai 1899 il fut heurté par une voiture électrique. Il tomba la figure contre terre et eut le menton coupé. Il resta sans connaissance pendant une heure; mais, autant qu'il peut s'en souvenir, il ne ressentait aucune douleur interne.

Le malade était porteur d'une hernie inguinale droite datant de 30 ans, toujours réductible et jamais douloureuse, ni plus grosse qu'un petit poing.

Il y a environ 4 semaines, sans cause apparente, le malade fut tout à coup pris de violentes douleurs dans la région iliaque droite. Les douleurs durèrent 24 heures, puis cessèrent. Après cette attaque le malade fut parfaitement bien et capable de vaquer à ses occupations.

Quatre jours avant l'opération il fut pris subitement, de nouveau, de violentes douleurs dans la région iliaque droite. La douleur avait le caractère d'une crampe et n'était accompagnée ni de fièvre ni de vomissements.

La douleur continua par intervalles jusqu'à son entrée à l'hôpital. Les selles étaient régulières.

A l'examen on trouva un vieillard vigoureux et plutôt gras. Les poumons étaient atteints d'emphysème et de bronchite, le cœur de myocardite. Le foie et la rate étaient normaux. Le ventre était souple et non météorisé. A mi-distance environ entre l'épine iliaque antéro-supérieure droite et le rebord costal, on sentait, s'étendant de la ligne axillaire à la ligne mamellaire, une masse du volume d'une orange, de consistance mollasse, mate à la percussion. Le reste de l'abdomen était indolore. Le sac de la hernie inguinale était déshabité. Température : 101°4 Farenheit. Pouls : 100. Respiration : 24.

Diagnostic : abcès intra-abdominal.

En raison de l'état du cœur et des poumons, l'opération est faite sous anesthésie au protoxyde d'azote.

Une incision verticale est faite sur la tumeur. Au niveau où siégeait la tumeur on tombe sur une masse épiploïque, large comme la paume de la main, très infiltrée et de la couleur noire-bleue. La portion distale adhérait par une bride au côlon ascendant ; la portion proximale avait subi une torsion de cinq ou six tours de spire qui avait déterminé une sorte d'étranglement de la partie sous-jacente.

En plus de l'adhérence au côlon ascendant, près de l'angle hépatique, il existait quelques adhérences légères à la paroi. Ces adhérences furent liées et sectionnées et on réséqua la partie étranglée. La paroi fut suturée en laissant un petit drain. La température resta normale et la réunion se fit par première intention.

Observation X. — Lucas-Championnière, *Bulletins et mémoires de la Société de chirurgie*, 9 mai 1900, p. 525.

Je présente une pièce pathologique qui m'a paru offrir d'autant plus d'intérêt que, bien que le fait soit rare, j'ai eu l'occassion il y a quelques années d'en observer un tout comparable et de suivre mon malade après guérison.

Il n'est pas rare dans les hernies de trouver des lésions épiploïques qui ont amené une transformation complète de l'organe. L'épiploon hernié peut prendre les aspects les plus divers, depuis la simple surcharge graisseuse jusqu'à une transformation en une masse compacte, bosselée, irrégulière, qui donne tout à fait l'aspect du sarcome ou du cancer.

Dans les cas que je vous présente il s'agissait bien de hernies épiploïques. Mais la partie importante de la masse transformée était la partie abdominale.

Au-dessus de la hernie, dans l'abdomen une tumeur volumineuse occupait une partie considérable de l'abdomen, y avait contracté des adhérences multiples et présentait à l'œil nu des apparences qui pouvaient faire admettre le développement d'un cancer épiploïque.

J'ai opéré le 10 février 1896, à Baujeon, un homme atteint de hernie inguinale droite. Il était âgé de 54 ans et portait depuis de longues années une hernie volumineuse et irréductible sur laquelle il appliquait un bandage.

Depuis quelque temps, à la suite d'une attaque de grippe, disait-il, cette hernie était devenue extrêmement douloureuse. Il était entré dans le service et quelques jours de repos avaient calmé la douleur.

Mais il éprouvait une gêne extrême. On constatait chez lui une volumineuse hernie irréductible, d'une grande dureté. Au niveau du canal inguinal, très élargi, la tumeur se continuait dans l'abdomen, que l'on sentait fort dur, malgré l'extrême épaisseur de la couche adipeuse.

Lorsque j'eus fendu largement le canal inguinal, je le trouvai rempli d'une série de kystes descendant dans les bourses et situés en avant d'une masse d'une dûreté extrême, fusionnée avec les parois et se continuant en un cordon très dur dans l'abdomen. Je prolongeai très haut mon incision sur la paroi abdominale et la main introduite dans l'abdomen me permit de circonscrire et d'énucléer une masse énorme qui remplissait tout le petit bassin et remontait dans l'abdomen au ras du côlon transverse.

La dissection en fut extrêmement laborieuse, et je dus pour la séparer du côlon, faire un grand nombre de ligatures isolées sur le côlon.

J'avais en bas disséqué très péniblement le testicule et le cordon. Je reconstituai la paroi en appliquant très largement mon procédé de cure radicale. Je plaçais sept fils en U et dix fils simples et j'eus une juxtaposition de paroi très satisfaisante. J'ai eu l'occasion depuis de voir ce malade en très bon état. Cette opération extrêmement laborieuse, avait duré deux heures.

La tumeur était constituée par une masse lardacée qui avait toutes les apparences de l'épiploon enflammé. Elle contenait des épanchements de sang noirâtre, comme si elle avait été le siège de contusions.

La guérison rapide du sujet et, quand je le revis, l'absence de toute récidive, me confirmèrent dans mon opinion qu'il s'agissait d'une forme d'épiploïde dont le point de départ était dans la hernie inguinale et qui s'était propagée à l'ensemble de l'épiploon dans l'abdomen.

Le 3 mai 1900, j'ai opéré un malade qui m'avait été présenté par le Dr Orcholle, de la Ferté-sous-Jouarre. Cet homme âgé de 45 ans était atteint de sa hernie, depuis l'âge de 18 ans. Sa hernie était extrêmement volumineuse, mais il prétendait qu'elle rentrait habituellement.

Il portait un bandage peut être appuyant sur une partie irréductible. Mais en tout cas celle-ci était habituellement peu sensible, tandis que depuis quelques semaines elle était devenue irréductible et très douloureuse. Il avait eu des coliques extrêmement violentes, accompagnées de vomissements, et bien qu'à son entrée à l'hôpital il n'eût plus de vomissements, il souffrait encore beaucoup. Je l'opérai le troisième jour de son entrée, après l'avoir purgé.

Chez cet homme on pouvait constater la présence d'une masse très dure, occupant les bourses. Il s'agissait d'une hernie inguinale gauche. Cette masse irréductible et douloureuse se continuait manifestement avec une masse intra-abdominale qui s'étalait au dessus du niveau du pli de l'aine, et remontait au dessus de l'ombilic.

Je ne fis pas de doute que je n'eusse affaire à une masse analogue à celle que j'avais observée dans le cas cité plus haut, et d'emblée je fis mon incision de la paroi antérieure du canal inguinal prolongée sur l'abdomen.

Je vis bien vite que la masse des bourses était si bien fusionnée avec le cordon que je perdrais un temps précieux à l'isoler, tandis qu'en supprimant le testicule j'aurais l'avantage de reconstituer la paroi dans d'excellentes conditions.

D'emblée, je pus donc circonscrire en bas toute la tumeur des bourses.

En haut, la tumeur était en quelque sorte fusionnée avec la paroi abdominale antérieure et le décollement en fut très laborieux. Je la détachai des franges du gros intestin; puis, en arrière, je trouvai la masse prise en des adhérences récentes mais très intimes avec des anses d'intestin grêle repliées sur elles-mêmes.

Je détachai ces adhérences sur une étendue considérable.

Elles étaient tellement saignantes que je dus les laisser envelopper dans une compresse jusqu'à la fin de l'opération pour arrêter cette hémorragie de surface.

La tumeur remontait jusqu'au bord inférieur du côlon et là je fus surpris de voir qu'elle lui était rattachée par une portion d'épiploon formant une sorte de pédicule étroit qui me paraissait tordu sur lui-même.

J'eus immédiatement la pensée de comparer cette torsion à celle du pédicule des kystes de l'ovaire et je pensais que cette torsion avait pu jouer un rôle dans la pathogénie des accidents. Cette supposition était d'autant plus légitime qu'à la coupe, la masse épiploïque lardacée avait un aspect d'infiltration verdâtre et comme gangréneuse, très comparable à l'aspect des kystes à pédicule tordu.

La séparation de ce pédicule du côlon fut aisée; toutefois je multipliai les fils de catgut sur le côlon pour ne pas ramasser les débris de l'épiploon sur la paroi du côlon de façon à gêner la circulation intestinale.

Je laissai les intestins reprendre la place des masses disséquées ; et après le nettoyage à l'eau phéniquée forte, dans ce cas comme dans mon cas ancien, je refermai le ventre sans drainage abdominal.

Je fis la réfection de la paroi comme je l'avais faite la première fois. L'absence du cordon que j'avais sectionné et lié très haut me facilita beaucoup cette réparation; huit fils en U furent placés.

Je drainai à l'extérieur superficiellement comme je le fais toujours dans les cas dans lesquels j'ai rencontré des adhérences intestinales considérables, je fis purger le malade le lendemain.

Les suites ont été excellentes et l'opéré est en bonne voie de guérison.

Sur la pièce fort intéressante que voici, vous pouvez voir d'abord qu'il existe deux portions très distinctes. Une portion herniaïre, celle qui était renfermée dans les bourses et le canal ; au-dessus un rétrécissement, puis une tumeur beaucoup plus volumineuse, celle qui occupait l'abdomen et remontait au-dessus de l'ombilic.

A la coupe dans les deux parties de la tumeur vous voyez une masse lardacée de coloration un peu jaune, avec des teintes verdâtres. La tumeur était fort distendue par du sang, il y en avait d'épanché en plusieurs points.

Vous pouvez voir que la fusion avec les éléments du cordon est telle que nous n'aurions eu aucun avantage à en faire la dissection, tout en compliquant singulièrement notre opération.

La consistance et l'aspect de cette tumeur transformant l'épiploon sont très particuliers. On doit les comparer à ceux des néoplasmes, en remarquant toutefois que cet aspect se rapproche pourtant un peu de celui que nous observons sur certaines portions enflammées de l'épiploon.

C'est là ce qui m'a fait admettre qu'il s'agissait dans ces deux cas d'une forme très spéciale d'épiploïte développée au-dessus de la hernie. Ce développement a probablement lieu sous l'influence de troubles dans la circulation de l'épiploon.

Dans ma première opération la cause de ces troubles ne put être bien déterminée ; dans celle-ci il semble qu'il y eut une véritable torsion du pédicule vasculaire comparable à celle que l'on observe dans la torsion du kyste de l'ovaire.

La tumeur enlevée pesait 645 grammes.

M. Cornil après l'avoir examinée rapidement nous a dit qu'il ne s'agissait certainement pas de néoplasme, mais d'une masse d'épiploon modifié.

Observation XI. — Lejars. *Soc. de Chirurgie.* — 9 mai 1900, p. 529. (Discussion de l'observation de M. Lucas-Championnière).

Je puis citer un cas du même genre, observé par moi il y a un mois.

Un homme me fut envoyé à l'hôpital pour une appendicite. Il en avait tous les signes et présentait une grosse masse remplissant la fosse iliaque. Il portait, il est vrai, une hernie du même côté, mais elle était entièrement réduite.

Je fis l'incision illiaque de l'appendicite et tombai sur une masse énorme d'épiploon. Pour l'enlever, il fut nécessaire de prolonger mon incision jusqu'aux fausses côtes.

J'arrivai ainsi sur un gros pédicule épiploïque, tordu trois ou quatre fois, immédiatement au-dessous du côlon transverse.

Cet épiploon fut réséqué ; il présentait des modifications analogues à celles que nous montre M. Championnière.

La partie inférieure de la masse pouvait descendre dans le sac herniaire.

Pendant 3 jours le malade alla bien ; malheureusement c'était un alcoolique endurci qui succomba dans une attaque de *delirium tremens*.

Observation XII. — Potherat. *Soc. de Chirurgie.* (Discussion de l'Obs. de M. Lucas-Championnière).

Je désire vous relater deux faits différents entre eux, mais qui, par deux points, sont à rapprocher de la présentation de M. Lucas-Championnière.

Il y a quelques années j'étais appelé à l'Hôtel-Dieu auprès d'un malade, qui la veille, avait présenté tout à coup des accidents d'étranglement herniaire. Il avait subi le taxis en ville; la tumeur ayant diminué, on avait cru réduire la hernie et cependant les accidents continuaient avec aggravation; aussi M. de Fur, interne de garde, qui m'appelait auprès de ce malade, pensait-il qu'il s'agissait d'une réduction en masse. Je constatai qu'il y avait une hernie inguinale épiploïque manifeste et au-dessus de l'arcade crurale une masse volumineuse; j'acceptai le diagnostic de réduction en masse.

Je fis donc en même temps que l'incision de la kélotomie, la laparotomie latérale; je trouvai dans un sac inguinal ancien une petite masse d'épiploon noirâtre se continuant dans le ventre avec une grosse masse d'épiploon noire, d'aspect sphacélique.

Cette grosse masse était rattachée au côlon transverse par un étranglement résultant d'une torsion de toute la masse sur son pédicule. Je jetai une ligature à ce niveau, j'excisai tout l'épiploon, je refermai le ventre et à ma grande surprise, mais à ma grande satisfaction, le malade jeune encore, guérit rapidement.

C'était la première fois que j'observais cette torsion de l'épiploon qui avait amené des troubles circulatoires simulant la gangrène.

Observation XIII. — Walther. *Soc. de Chirurgie*, 1900, 9 mai, p. 531. (Discussion de l'observation de M. Lucas-Championnière).

Je puis citer une observation de torsion épiploïque observée tout à fait au début des accidents. Il s'agit d'un étudiant en médecine, porteur d'une hernie inguinale congénitale qui, à la suite d'un exercice de bicyclette, présentait des phénomènes d'étranglement datant de deux heures environ.

J'opérai immédiatement et trouvai dans le sac herniaire l'épiploon six fois tordu sur lui-même. La torsion s'était faite entre deux adhérences, l'une existant au fond de sa tunique vaginale, l'autre située immédiatement au-dessous du canal inguinal. En détordant l'épiploon, j'ai pu voir la circulation se rétablir aussitôt. Je le réséquai et la guérison se fit sans incidents.

C'est là un fait très rare de torsion de l'épiploon sur lui-même dans la cavité d'un sac herniaire.

OBSERVATION XIV. — CHAVANNAZ. *Gazette hebdomadaire de Médecine et de Chirurgie*, n° 51, 28 juin 1900, p. 601.

Il s'agit d'un jeune homme de 17 ans, de très vigoureuse constitution, dont les antécédents héréditaires sont excellents ; en particulier, il n'y a pas de hernieux dans sa famille.

A l'âge de 22 mois, notre sujet aurait reçu un coup qui aurait été suivi d'une augmentation de volume de la bourse droite. Examiné alors par deux médecins, il est considéré comme atteint d'hydrocèle. Malgré ce diagnostic, un des médecins conseilla de voir un bandagiste.

Celui-ci constata l'existence d'une hernie et appliqua un bandage. Notre malade reste ainsi toute son enfance, portant son bandage dans la journée, mais le quittant la nuit. A son dire, toute tuméfaction des bourses avait disparu, rien n'y descendait, il n'avait pas de réduction à faire le matin avant de mettre son bandage.

La santé de notre sujet était parfaite, lorsque, dans l'après-midi du 7 septembre 1899, le sous-cuisse du bandage se cassa. En entrant chez lui, le soir, notre malade constate une augmentation considérable du volume de la bourse droite. Cette tuméfaction n'est pas douloureuse.

Il n'y a pas de vomissements. Aucun signe d'étranglement, selles spontanées. Un médecin appelé, tente par des pressions de faire disparaître la tumeur.

Le lendemain, 8 septembre, nouvelle tentative infructueuse qui est reprise sans plus de succès, le 9 septembre.

On prescrit un purgatif qui produit l'effet attendu.

Nous sommes appelé le 12 septembre. A ce moment, nous notons état général excellent, pouls normal.

Le malade ne ressent aucune douleur et se plaint uniquement de la diète lactée qui lui est imposée depuis trois jours.

La bourse droite a le volume d'un gros œuf de cane.

A ce niveau, les téguments ne sont pas modifiés dans leur coloration. La tumeur scrotale, non douloureuse à la palpation, présente partout une consistance uniforme ; elle est nettement fluctuante. Il y a une transparence très nette, sauf en bas et en arrière, au niveau du testicule. Le testicule est bien entouré par la masse liquide ; il peut cependant être décelé par sa douleur à la pression. La tumeur scrotale est parfaitement ovoïde et tout fait penser qu'il s'agit là d'une collection liquide dans une poche unique.

Au niveau de son pôle supérieur, se détache un cordon dur, cylindrique, du volume du médius qui disparaît bientôt dans le canal inguinal. Ce cordon n'est pas douloureux à la pression ; il est mat à la percussion. La pression, pas plus au niveau de la tumeur scrotale qu'au niveau du pédicule, n'entraîne de diminution de volume. Il n'y a pas d'augmentation de volume par la toux. Le cordon spermatique ne peut être perçu.

Rien dans le côté gauche du scrotum. Rien dans les autres organes. On ne peut noter qu'une obésité précoce.

Nous pensons à une hernie inguinale épiploïque dans un sac congénital avec accumulation de sérosité dans toute la partie inférieure du canal vagino-péritonéal. Nous éloignons toute idée d'étranglement d'une anse intestinale. Nous rassurons donc l'entourage du malade, en ce qui concerne son état actuel, mais nous montrons l'utilité d'une opération qui seule, à notre sens, peut amener la guérison définitive. Le malade demande une intervention immédiate et il entre alors à l'hôpital Saint-André, dans le service de M. le Pr Demons, que nous avions alors l'honneur de suppléer.

Le 13 septembre, après les précautions d'usage, anesthésie par le chloroforme, incision en plein sur la face antérieure du canal inguinal, se recourbant très légèrement en bas vers la bourse droite. Le tissu cellulaire sous-cutané est extrêmement épais et très vasculaire. Section de l'aponévrose du grand oblique parallèlement à l'arcade de Fallope et au dessus de celle-ci.

La partie supérieure de la tumeur et son pédicule sont rapidement isolés, puis la tumeur est rayée d'un léger coup de bistouri qui nous amène, suivant la technique recommandée par M. Broca, jusque sur le feuillet séreux. La séreuse incisée, il s'écoule une certaine quantité de liquide parfaitement transparent (citrin) non hémorragique. Nous détachons facilement avec le doigt le feuillet séreux des parties voisines et en particulier du cordon spermatique qui se trouve situé en arrière et en dehors. Nous disséquons le feuillet séreux, mais nous constatons bientôt que ce feuillet séreux se réfléchit et viens se fixer sur une saillie centrale isolée, en forme de battant de cloche, du volume du pouce, qui proémine dans la cavité où se trouvait contenu le liquide.

Ce battant de cloche est cylindrique avec, à sa partie inférieure, une masse ovoïde ; si bien que le tout rappelle assez bien la forme du pénis. Cette saillie en battant de cloche est manifestement constituée par de l'épiploon entouré d'un feuillet séreux. Ce feuillet peut être facilement détaché de l'épiploon dans toute la hauteur du sac herniaire sauf en un point situé à un peu plus de 4 centimètres de l'extrémité libre. A ce niveau, épiploon et séreuse sont intimement accolés et on ne peut les isoler l'un de l'autre. Nous disséquons rapidement le sac jusqu'au niveau du péritoine pariétal. Ce sac ne contient pas de liquide, pas d'anse intestinale, mais simplement une masse épiploïque qui le remplit en entier et qui ne lui adhère que dans la petite zone signalée plus haut.

Le sac incisé au-dessus de ce point, l'épiploon s'étale aussitôt il perd sa forme funiculaire, il est gras non enflammé d'une façon bien sensible.

L'épiploon est réséqué après ligature en chaîne au catgut.

Le sac herniaire est lui aussi réséqué après ligature.

A la partie inférieure de la tumeur on peut constater une collection liquide ; c'est un épanchement de sérosité dans la vaginale. Cette vaginale est ouverte au bistouri ; le liquide s'écoule et on peut voir que le testicule et l'épididyme sont sains.

La paroi abdominale est reconstituée d'après le procédé de Bassini. Les sutures profondes sont faites au catgut, la suture cutanée au crin de Florence. La vaginale est refermée. Drain à l'angle inférieur de l'incision. Pansement stérilisé.

Les jours suivants, l'état est parfait, il n'y a pas eu fièvre mais, malgré toutes nos recommandations, le patient, peu soigneux, urine à plusieurs reprises dans son pansement. Probablement pour cette raison il y a eu un peu d'infection de la plaie, mais notre maade peut quitter cependant l'hôpital le 10 octobre 1899.

Il est revu en février en parfait état.

En examinant la masse épiploïque réséquée on constate qu'à sa partie inférieure elle offre un nœud disposé de la façon suivante : à son extrémité libre, l'épiploon s'est replié sur lui-même en formant une anse, une boucle à concavité supérieure. La portion ascendante de la boucle vient s'enrouler ensuite sur la masse principale, en formant autour d'elle une sorte de bague. Cette bague a 1 centimètre de hauteur, et elle siège à 4 centimètres de la concavité. La bague est formée par la portion ascendante de la boucle qui décrit deux tours de spire intimement accolés. Cet enroulement n'est pas très serré cependant, si bien que le chef ascendant de l'anse est mobile et peut coulisser dans une certaine étendue sous la bague en augmentant ou diminuant, à volonté, la largeur de la boucle épiploïque.

Immédiatement au-dessus du nœud, en empiétant sur la limite supérieure, se trouve la zone où épiploon et séreuse sont intimement appliqués l'un contre l'autre ou pour mieux dire sont confondus.

La cavité vaginale était nettement distincte de la cavité kystique sus-jacente ; elles se trouvaient toutes deux accolées l'une à l'autre par une large surface.

Nous avons eu affaire à une malformation du conduit vagino-péritonéal ou plutôt à une persistance anormale de ce conduit. La hernie inguinale congénitale a coexisté avec une hydrocèle enkystée du cordon. C'est là un point que nous ne faisons que signaler et nous ne nous étendrons pas sur des faits qui sont aujourd'hui bien connus, grâce en particulier aux travaux de M. Broca et de ses élèves.

L'hydrocèle vaginale rentre dans le cadre des hydrocèles symptomatiques ; le kyste du cordon ou la hernie, peut-être les deux à la fois, ont déterminé sa production.

Il y a déjà longtemps du reste que Bouisson, de Montpellier, a insisté sur la possibilité d'une hydrocèle vaginale, au voisinage d'une hernie.

Si nous saisissons bien l'origine des épanchements contenus dans la vaginale et dans la portion immédiatement sous-jacente du conduit vagino-péritonéal, ou si tout au moins la constatation de ce double épanchement n'est pas faite pour nous étonner, il n'en est plus de même pour ce qui concerne les lésions rencontrées au niveau du pédicule de la tumeur, au niveau de la partie supérieure au conduit vagino-péritonéal.

Dans la hernie, nous avons rencontré une masse épiploïque non adhérente, sauf dans une zone bien limitée et cette masse présentait un nœud à sa partie terminale.

Nous avons en vain recherché dans la littérature médicale des cas semblables au nôtre. Nos recherches ont été forcément incomplètes, mais elles nous permettent tout au moins de conclure que la disposition rencontrée par nous est véritablement tout à fait exceptionnelle. Tout au plus pourrions-nous peut-être rapprocher de notre cas une observation de Marchettis que nous n'avons pu du reste consulter. Le travail de cet auteur a pour titre : « Epiplocèle compliqué de sarcocèle, un tissu nouveau s'étant développé sur l'épiploon enroulé et érodé de façon à former dans la région de l'anse une protubérance de la longueur d'une palme. » In *Recueil d'observations rares*, Paris 1851, page 121.

Le nœud épiploïque a-t-il pénétré, tout formé, dans le sac herniaire, ou au contraire s'est-il produit *in situ* sans avoir de donnée certaine, il nous semble que cette dernière hypothèse est la bonne, car il nous paraît peu logique d'admettre qu'un bouchon épiploïque de la grosseur du pouce ait pu pénétrer dans un sac herniaire relativement étroit. Au reste, dans la grande cavité péritonéale ainsi que dans le sac herniaire, la formation du nœud épiploïque nous paraît être sans explication certaine et nous préférons confesser ici notre ignorance, plutôt que d'avancer une pathogénie au moins problématique.

Que s'est-il passé chez notre malade dans les jours qui ont précédé l'opération ?

En dépit des dires de notre sujet, il est probable qu'il avait une hernie non réductible. La constatation d'adhérences intimes, bien que très limitées, entre le sac et l'épiploon, plaident en faveur de notre opinion et ces adhérences étaient trop solides, trop bien organisées pour dater seulement de quelques jours.

Dans cette hernie épiploïque irréductible, il s'est produit une petite poussée inflammatoire et il y a eu un léger degré d'épiploïte ayant fait naître ou ayant tout au moins fait progresser rapidement les épanchements de sérosité constatés dans la tunique vaginale et dans la cavité kystique sous-jacente. Cette rapide augmentation de volume de la bourse droite, en l'absence de tout autre symptôme, a frappé le malade et l'a poussé alors à demander le secours de la chirurgie.

Observation XV. — X. Bender et J. Heitz.
Bull. de la Soc. anatomique, nov. 1900.

Le nommé M..., âgé de 50 ans, entrait le 13 juillet 1900 dans le service du Dr Michaux, à Broussais. Il était porteur depuis de nombreuses années d'une volumineuse hernie inguinale gauche irréductible, et qui, depuis quelque temps, le faisait beaucoup souffrir. C'était un homme obèse, asthmatique et légèrement artérioscléreux.

Depuis deux jours, il n'avait pas été à la selle, mais il avait encore rendu des gaz le matin. La hernie était douloureuse sans que cependant la douleur fût plus marquée au niveau du pédicule. L'état général était relativement bon, pas de température, pouls à 80, un peu de bronchite. Le ventre était légèrement ballonné. On porta le diagnostic de hernie engouée, et l'opération fut pratiquée aussitôt par M. Michaux, aidé de l'un de nous.

A l'incision du sac herniaire, nous trouvâmes une masse épiploïque très volumineuse qui en occupait la cavité. Cet épiploon n'était pas étranglé au niveau de l'anneau inguinal, il n'y avait pas d'intestin dans la hernie. Mais en attirant au dehors l'épiploon, nous vîmes paraître deux masses arrondies, turgescentes et violacées, nageant dans un liquide séro-sanguinolent assez abondant qui occupait la partie déclive de la cavité péritonéale. L'épiploon fut réséqué à la partie supérieure et la cure radicale pratiquée asssitôt. Le malade guérit de sa hernie, mais succomba, quelques semaines plus tard, à des accidents de broncho-pneumonie.

L'épiploon examiné se montre sain dans sa partie supérieure, ainsi que dans l'extrémité inférieure qui occupait le sac herniaire. Sa partie moyenne est ramassée comme transformée en deux ou trois brides fibreuses, épaissies, qui forment entre elles plusieurs grands trous inextensibles où l'intestin aurait pu facilement s'étrangler. Sur le bord gauche du tablier, à l'extrémité de ces brides fibreuses, deux masses graisseuses ont dû se croiser et sans doute par suite des mouvements intestinaux ont pivoté plusieurs fois autour du point d'entrecroisement, formant une sorte de cordon tordu deux fois et demi sur lui-même, long d'environ deux centimètres qui se termine par les masses graisseuses étranglées. En détordant le cordon, on le voit formé de deux cordons distincts, pédicules de ces deux masses graisseuses, et qui ont étranglé entre eux une veine qui se rendait à l'une de ces masses. Celles-ci sont dures, turgescentes, l'une d'elles est infiltrée de sang. Un fragment d'une d'entre elles, inclus à la paraffine et coupé, a montré des vaisseaux gorgés de sang et un peu de prolifération embryonnaire.

On peut donc conclure de l'examen précédent que l'étranglement par torsion de ces deux masses épiploïques au voisinage du collet du sac a provoqué l'irritation péritonéale dont les symptômes simulaient l'engouement herniaire.

Aussi nous a-t-il paru intéressant de rechercher les cas où une lésion semblable avait pu être signalée.

Nous n'avons rien trouvé qui s'y rapportât dans les traités classiques.

Nous avons trouvé des cas assez nombreux d'épiploïte étranglant l'intestin par compression du pédicule ; un cas d'étranglement de l'intestin par l'épiploon enroulé autour de lui, des épiplocèles étranglés dans le sac ou des étranglements rétrogrades de l'épiploon.

Nous n'avons pu trouver aucun cas de torsion épiploïque qui se rapprochât par le mécanisme du cas décrit par nous ci-dessus. Mais nous pensons que les torsions diverses de l'épiploon doivent former une complication, relativement fréquente, des hernies et que si l'attention des chirurgiens était attirée de ce côté, les observations déjà nombreures, ces dernières années, ne manqueraient pas de se multiplier.

Le traitement est d'ailleurs simple, il consiste en général dan l'ablation de l'épiploon altéré.

Observation XVI. — Souligoux et Deschamps.
Bull. de la Soc. anatomique, mars 1901, p. 229.

La malade dont il s'agit est une femme de 35 ans, opérée il y a huit semaines, par M. Terrier, pour une salpingite. Quatre mois après son opération, à l'occasion d'un effort, apparut au niveau de la cicatrice une tumeur de la grosseur d'un bonbon, dit-elle, et qui depuis n'a fait que grossir pour atteindre actuellement le volume du poing.

Cette tumeur était ordinairement réductible et maintenue par une ceinture ; la malade dit qu'elle sentait très nettement trois tumeurs qui rentraient avec une égale facilité toutes les trois ensemble.

Cette grosseur était très bien supportée, elle ne provoquait aucun trouble fonctionnel.

La malade entre dans le service de M. Peyrol, à Lariboisière, le 11 mars, parce que depuis trois jours, sa hernie est devenue plus volumineuse, douloureuse et irréductible, brusquement et sans cause apparente ; de plus, elle a depuis deux jours, un arrêt complet des matières et des gaz. Elles a quelques nausées, mais pas de vomissements. Le faciès n'est pas grippé, le pouls est un peu rapide.

A la palpation de l'abdomen, on sent une tumeur médiane dure, tendue, douloureuse, donnant une sensation de bosselures de la grosseur du poing, mate à la percussion, irréductible.

La malade est opérée le 12 mars par M. Souligoux : on fait une incision latérale qui conduit sur l'aponévrose du grand droit de l'abdomen, on pénètre par là dans la cavité abdominale, on voit alors une masse noirâtre, baignant dans un liquide roussâtre; on sectionne le sac et on voit que cette hernie est uniquement composée d'épiploon.

En examinant la cavité abdominale, on sent une masse très dure qui est sortie au dehors ; cette masse est constituée par un gâteau épiploïque présentant la même coloration noirâtre que l'épiploon hernié.

On voit alors qu'au point où cet épiploon se continue avec l'épiploon sain, il est tordu sur lui-même.

Cet épiploon est réséqué au-dessus de la torsion et le sac est enlevé. Le sac lui-même est constitué par du tissu fibreux à apparence interne lisse et présentant trois loges, ce qui expliquait que la malade sentait trois tumeurs.

On refait la paroi en trois plans. Les suites opératoires sont normales.

L'examen de la pièce montre que la portion herniée est constituée par une frange très découpée, relativement peu volumineuse si on la compare à la portion intra-abdominale réséquée, à laquelle elle est rattachée par un pédicule mince et aplati, d'une largeur de 5 centimètres environ.

La portion intra-abdominale est beaucoup plus considérable que la précédente, de forme à peu près rectangulaire elle présente une longueur de 10 centimètres sur 8 centimètres de largeur environ. Cette portion rectangulaire était rattachée à l'épiploon sain à deux de ses angles par deux pédicules dont l'un est très mince et l'autre de la grosseur du petit doigt environ.

C'est ce dernier pédicule qui fait l'intérêt de cette pièce ; il est tordu environ deux fois et demi sur lui-même dans le sens des aiguilles d'une montre.

Tout l'épiploon réséqué est violacé, noirâtre, épaissi, comme boursouflé, fortement congestionné.

L'étranglement ne siégeait donc pas au niveau de l'anneau herniaire, mais au niveau du pédicule tordu.

Il est intéressant de constater que l'étranglement de l'épiploon peut donner les mêmes symptômes que l'étranglement d'une anse intestinale, même l'arrêt des matières et des gaz.

Dans l'observation présentée par MM. Heitz et Bender à la Société anatomique, le 23 novembre 1900, nous voyons signalée une torsion de deux brides épiploïques entrecroisées et ayant pivoté plusieurs fois autour du point d'entrecroisement. A ce propos, ces auteurs signalent 5 cas de torsion en masse et quelques cas de torsion de l'épiploon entre deux adhérences.

Le cas de torsion que nous présentons d'un fragment épiploïque sur lui-même n'aurait donc pas été rencontré jusqu'ici. Dans tous les cas il était intéressant de signaler le rôle que peut avoir la torsion de l'épiploon dans le syndrôme de l'étranglement herniaire.

Observation XVII. — Lucas-Championnière et Mauban.
Bull. de la Soc. Anatomique., Mars 1901, p. 241.

M. Championnière a opéré le 15 mars dernier une malade de 50 à 55 ans qui portait depuis plus de vingt ans une hernie inguinale volumineuse et toujours irréductible.

Depuis 7 à 8 jours, la malade avait été prise d'accidents du côté de cette hernie, le 11 mars surviennent des vomissements et des douleurs vives dans l'abdomen et dans la hernie.

La malade est opérée le 15 mars.

La hernie au moment de l'opération est dure, douloureuse, la malade avait eu des selles et n'avait plus de vomissements.

Au toucher on sentait que la tumeur inguinale droite, très dure se continuait dans le ventre dans la direction du canal inguinal.

A l'incision on trouve les parois du canal inguinal réduites en avant à l'aponévrose du grand oblique; la paroi est incisée et laisse pénétrer dans un sac à parois épaissies et contenant un épiploon noirâtre et adhérent de toutes parts.

A la partie supérieure, la paroi abdominale étant largement fendue en haut, on trouve que la tumeur qui remplissait le canal inguinal se prolongeait dans le ventre toujours avec la même consistance lardacée et les mêmes adhérences totales.

Enfin, à la partie supérieure, on arrive sur de l'épiploon normal et libre, mais c'est immédiatement au-dessous du côlon et là, l'épiploon est tordu sur lui-même et serré en un tour de spire avec un aspect absolument identique à celui que l'on observe dans la torsion du pédicule des kystes de l'ovaire.

L'épiploon au-dessous de la région de la torsion avait une consistance lardacée très particulière et une coloration noirâtre, comme s'il avait subi un commencement de gangrène.

Dans la partie la plus saillante de la masse, il y avait du sang épanché demi-liquide.

Les parois du sac elles-mêmes étaient d'une épaisseur considérable et lardacées également.

La résection en a été faite, comme de coutume, dans le ventre.

La distension du canal inguinal étant extrême, une partie de la paroi postérieure a été reprise avec des sutures perdues.

Puis la paroi antérieure a été traitée comme de coutume, de façon à avoir une réparation très parfaite de la région. L'opération a duré une heure environ.

Observation XVIII. — Tuffier. *Bulletins et mémoires de la Société de Chirurgie,* 1901, 15 mai, p. 547. (Discussion des rapports de M. Broca sur une communication de M. Frölich, de Nancy).

M. Tuffier. — Je demanderai à M. Broca si l'on a noté ce qu'était devenu le grand épiploon dans le cas d'occlusion, qu'il vient de rapporter ?

M. Broca. — Non.

M. Tuffier. — Si je pose cette question, c'est que j'ai vu un cas d'occlusion intestinale par torsion du grand épiploon.

Il s'agit d'un homme âgé de 46 ans que j'ai opéré, au mois de mars, avec mon ancien collègue, le Dr Le Roy.

Cet homme, gros et gras, albuminurique depuis trois ans, avait une hernie inguinale gauche, bien maintenue par un bandage lorsque je le vis, il présentait, depuis vingt-quatre heures, tous les signes d'une occlusion intestinale. Il présentait aussi une tumeur siégeant à la partie interne de la fosse iliaque gauche, tumeur allongée, verticale, mate à la percussion superficielle, sonore à la percussion profonde.

La laparotomie s'imposait, sur la demande de son médecin, et, étant donnée son albuminurie, je lui fis la rachicocaïnisation. J'incisai l'abdomen dans la région iliaque gauche.

Je trouvai une légère ascite et une tumeur du volume de l'avant-bras ; absolument noire, adhérente à l'intestin distendu. La libération des adhérences me fit constater une torsion à double tour du spire de l'épiploon, à sa naissance, au-dessous de l'estomac, et sa fixation en bas au niveau du canal inguinal.

Je réséquai toute cette masse gangrénée. Mon malade n'eut ni pendant, ni après l'opération aucun incident. Sa guérison fut rapide et complète. Je ne connaissais pas d'autre exemple de torsion complète de l'épiploon, torsion ayant amené un sphacèle.

Observation XIX. — Œlwein. *K. K. Gesellschaft der Aertzte in Wien. 8 Marz 1901.*

L'auteur présente les pièces d'une torsion de l'épiploon provenant d'un homme de 76 ans. Cet homme portait depuis 30 ans une hernie inguinale droite et ressentit brusquement des douleurs abdominales à droite, avec fièvre, vomissements, etc., résistance douloureuse de la paroi abdominale dans la région iléo-cœcale faisant croire à une appendicite. Laparotomie. L'épiploon était tordu quatre fois sur son axe, au voisinage du côlon ; son extrémité inférieure était incluse dans le sac herniaire. Résection de l'épiploon. Guérison.

Observation XX. — Wiart et Rénon. *Bulletins et Mémoires de la Société anatomique*, 1901, février, n° 2, p. 112.

La malade dont il s'agit, est une femme de 53 ans, ménagère, qui est entrée le 24 janvier, à la Charité, dans le service du Pr Tillaux.

Pas d'antécédents héréditaires intéressants, sauf l'existence d'une hernie chez un de ses frères. Elle-même a eu la jaunisse en 1875, de la gastrite alcoolique en 1882; elle a eu un fils mort jeune de méningite, un autre enfant mort-né et une fausse-couche.

Le début de sa hernie remonte en 1888 ; il se serait fait brusquement ; la malade serait tombée du haut d'une échelle et aurait constaté en se relevant l'existence d'une petite grosseur dans l'aine droite.

Un an après l'apparition de la hernie, la malade porte un bandage qui n'empêche pas celle-ci de s'accroître progressivement et de passer du volume d'une noisette à celui d'un œuf de poule. La tumeur, indolente d'une façon générale, devenait douloureuse à la suite de travaux pénibles ou de courses prolongées. Elle était facilement réductible et bien contenue par le bandage.

C'est le 22 janvier, en se levant, que la malade ressentit les premières douleurs et ces douleurs siégeaient beaucoup plus dans la fosse iliaque et le flanc droits qu'au niveau même de la hernie. Elle s'habilla quand même mais ne put travailler.

Le ventre était légèrement ballonné, ni nausées, ni vomissements, ni selles. La hernie n'était ni complètement rentrée ni sortie dans sa totalité, et elle resta dans cet état malgré tous les efforts de la malade pour la rentrer ou la sortir.

La malade souffrit ainsi toute la journée et toute la nuit.

Le 23 janvier, elle fait appeler son médecin qui diagnostique une appendicite et ordonne l'application de compresses d'eau froide, reste au lit toute la journée et ne prend que du liquide.

Le 24, constipation opiniâtre, pas de vomissements ni nausées, douleur continue très vive. La malade est amenée à la Charité où nous la voyons à 6 heures du soir.

A l'examen on trouve : femme très grasse, à visage vultueux, respirant péniblement et paraissant beaucoup souffrir.

Le ventre est très gros, arrondi ; le palper n'en est pas douloureux, sauf au niveau de la fosse iliaque droite, où il existe une zone douloureuse, large comme la main environ et partant du niveau de l'épine iliaque antéro-supérieure pour se prolonger en bas et en dedans jusqu'au niveau de la hernie inguinale. Celle-ci est grosse comme un œuf de dinde, modérément tendue; la palpation n'en est véritablement douloureuse qu'au niveau de son collet, et même on peut, sans trop faire souffrir la malade, sentir que le contenu de la hernie est lobulé, grenu et dur. A la percussion, matité absolue ; il y a lieu de supposer que l'épiploon est le seul ou le principal habitant du sac.

D'autre part, l'examen plus approfondi du ventre fait reconnaître l'existence d'une grosse tumeur abdominale, remontant jusqu'à l'ombilic et présentant la consistance et les caractères d'un fibrome. D'ailleurs, la malade connaît depuis longtemps l'existence de cette tumeur.

Le toucher vaginal confirme le diagnostic de fibrome, mais montre le peu de mobilité de celui-ci, sa saillie prononcée dans le cul-de-sac postérieur. Il ne paraît rien y avoir du côté des annexes.

Le toucher rectal fait sentir la saillie prononcée du fibrome qui déprime fortement la paroi antérieure de l'organe.

En présence de ces signes, le diagnostic de la cause de l'occlusion est assez difficile à porter ; cependant, nous nous arrêtons à celui de hernie étranglée, un peu anormale : l'intervention est décidée et pratiquée immédiatement.

Opération. — Incision sur la tumeur herniaire. Après ouverture du sac, recouvert d'une couche très épaisse de graisse, il ne s'écoule aucun liquide, mais on aperçoit de l'épiploon rouge, congestionné et présentant par places de larges ecchymoses. Le volume de l'épiploon ainsi hernié ne dépasse pas un petit œuf de poule. Le doigt introduit dans le sac, à la recherche de l'agent d'étranglement, montre un anneau assez largement ouvert et n'enserrant nullement l'épiploon. Celui-ci est alors attiré de façon a trouver la limite supérieure de la portion ecchymotique et à la réséquer. Mais à mesure qu'on extrait cet épiploon il semble que les lésions augmentent, les ecchymoses sont plus étendues et plus profondes ; la cause de cette altération n'apparaît toujours pas. Pour la reconnaître on prolonge l'incision en haut et en dehors de façon à avoir un accés facile dans la cavité abdominale, et on peut alors constater les détails suivants : une masse épiploïque grosse comme une tête de fœtus au moins est pédiculisée et étranglée par un cordon qui s'est enroulé deux fois autour de sa partie supérieure ; et ce cordon, n'est autre que l'appendice ilio-cœcal dont nous découvrons nettement l'insertion sur le cœcum étalé et vide. Ligature et résection de l'appendice. Résection de la masse épiploïque au-dessus de l'étranglement. Suture de la paroi.

Dès son réveil la malade se sentit très soulagée. La douleur dans la fosse iliaque avait presque complètement disparu, et avec elle la dyspnée.

Les suites opératoires furent excellentes et la malade est sortie de l'hôpital le vingt-cinquième jour.

L'examen de la pièce montre que le sommet de l'appendicite est fortement adhérent au pédicule épiploïque ; il paraît donc probable que sous une influence difficile à connaître, cette masse épiploïque en se tordant sur elle-même a entraîné l'enroulement autour d'elle, de l'appendice, et que l'étranglement s'est produit par ce mécanisme.

D'ailleurs cet enroulement était tout récent, car, sauf à son sommet, il n'y avait nulle trace d'adhérence à l'épiploon de l'appendice que nous avons déroulé très aisément.

Observation XXI. — G. Moresco. *Gazetta degli ospedali e delle cliniche. Milan*, 1902, n° 69, 22 juin, p. 693.

Le nommé G..., Guillaume, âgé de 35 ans, est admis à l'hôpital avec des symptômes d'étranglement herniaire. Il était porteur, depuis de longues années d'une hernie inguinale droite qui avait toujours été facilement réductible et n'avait jamais occasionné de troubles sérieux.

Le malade ne portait son bandage que très irrégulièrement parce qu'il ne maintenait pas convenablement sa hernie.

Trois jours avant son entrée, le malade fut pris subitement et sans cause appréciable, d'une violente douleur au niveau de la tumeur herniaire. Celle-ci devint dure, tendue, irréductible. Une constipation absolue s'installa, accompagnée de nausées : cependant, sous l'influence d'un purgatif, le malade avait pu rendre quelques gaz.

A l'examen, on constate que la région inguinale droite, est occupée par une tumeur arrondie qui se prolonge dans le scrotum. Cette tumeur est dure, mate, irréductible, entièrement douloureuse à la palpation. Le ventre est ballonné : douloureux : l'abondance du pannicule adipeux et la défense musculaire en rendent l'examen difficile.

Le malade a de la fièvre, 38°5, le pouls est petit et rapide ; le visage est grippé ; le malade présentait l'aspect caractéristique des malades atteints d'occlusion intestinale.

On fit le diagnostic d'épiplocèle étranglée et l'opération fut pratiquée immédiatement.

A l'ouverture du sac, très épaissi, il s'écoula un peu de sérosité louche et l'on reconnut qu'il était occupé par une masse épiploïque œdématiée et tuméfiée, d'une couleur gris-brunâtre, sillonnée de vaisseaux dilatés et thrombosés.

Cet épiploon était fixé au sac par des adhérences qui se laissèrent assez facilement libérer. La masse fut attirée au dehors de la plaie et l'on constata qu'elle était rattachée au reste du tablier épiploïque par un pédicule aminci et plusieurs fois tordu sur lui-même.

Cette masse fut extirpée, le sac disséqué et réséqué, et on termina l'opération en faisant la cure radicale par le procédé de Bassini.

Le malade supporta mal l'opération ; l'état resta stationnaire pendant la journée, mais s'aggrava durant la nuit et la mort survint le lendemain.

A l'autopsie, on ne trouva rien de particulier au niveau du champ opératoire. L'estomac et l'intestin étaient distendus par des gaz et contenaient du sang coagulé et partiellement digéré. Cette hémorragie provenait de petits foyers conjonctifs et de petits amas nécrotiques de la muqueuse gastro-intestinale.

Le grand épiploon était transformé en une masse ovoïde, du volume d'une tête de fœtus, congestionnée, œdématiée et en voie de sphacèle. La circulation y était complètement suspendue en raison de l'existence au niveau de l'insertion côlique, d'une torsion de 3 tours de spire. Le pédicule ainsi constitué avait un diamètre de 5 centimètres.

La masse épiploïque tordue comprimant fortement le mésentère, la circulation y était certainement troublée et cette gêne circulatoire avait sans doute déterminé la formation de placards hémorragiques et des foyers de nécrose qui existaient au niveau de la muqueuse intestinale. Le péritoine présentait des lésions de péritonite fibrino-purulente.

Observation XXII. — Vignard et Giraudeau. *Archives provinciales de Chirurgie*. Avril 1903.

Dans les premiers jours de mai 1902, M. D..., commerçant, âgé de 31 ans, revenait un après-midi en voiture, à son domicile, lorsqu'il fut pris d'une douleur brusque dans le côté droit du ventre.

Il put cependant rentrer chez lui et, la douleur s'apaisant, se mettre à table. Aussitôt après le dîner, souffrant toujours de coliques, il se coucha.

La nuit fut calme ; le lendemain matin il se leva pour vaquer à ses affaires ; mais la douleur, qui s'était atténuée sous l'influence du repos nocturne, augmenta d'intensité et l'obligea à s'aliter à deux heures de l'après-midi.

Le surlendemain dimanche, les douleurs augmentent, sont continues, avec crises pendant lesquelles le malade pâlit et se plaint.

Il ne survint pas de vomissements, ni d'arrêt de selles.

La température s'élève sans dépasser toutefois 38°.

Les médecins appelés, trouvant de l'empâtement et de la douleur dans la fosse iliaque droite, pensent à bon droit à une appendicite.

Le sixième jour environ se produit un gonflement douloureux de la bourse droite, englobant le testicule et simulant une orchite. Les douleurs scrotales durèrent quatre jours.

L'état du malade s'améliora peu à peu et, dans le cours de la troisième semaine, on lui permit de se lever.

Mais la douleur abdominale était loin d'avoir complètement disparu ; M. D. éprouvait une grande gêne à se baisser, à marcher longtemps et était incapable de reprendre ses occupations actives ; aussi se décida-t-il à venir nous consulter un mois environ après le début de cette crise.

En l'interrogeant, j'appris que depuis au moins neuf ans, il avait déjà éprouvé, à différentes reprises, quatre ou cinq fois par année en moyenne, des douleurs dans le côté droit du ventre, sous forme de coliques, durant quatre ou cinq jours, sans vomissements d'ailleurs. Ces crises très passagères ne l'avaient pas jusqu'alors obligé à garder le lit.

J'ajoute que le malade était porteur, depuis l'adolescence, d'un bandage herniaire droit et il me raconta que le testicule n'était descendu dans la bourse droite qu'à l'âge de 7 ou 8 ans.

L'examen du malade, à son entrée à la clinique, me permit de constater ce qui suit :

L'état général paraît satisfaisant, la température est normale : je rappelle qu'elle atteignit 38° pendant la crise. Les fonctions de l'intestin et de la vessie ne présentent rien de particulier.

M. D. se plaint seulement de la présence, dans le côté droit du ventre, d'une tumeur dure, douloureuse qui l'empêche de prendre sa vie active.

Cette tumeur, qui paraît assez superficielle, sous-pariétale, s'étend depuis le rebord costal jusqu'à la bourse droite.

En haut, ses limites sont assez nettes et répondent à peu près à l'angle supéro-externe du grand droit. Vers son milieu, la tumeur s'étale et mesure environ, comme étendue transversale, la largeur de la paume de la main, moitié en dedans, moitié en dehors du bord externe du muscle droit.

En bas, la tumeur s'effile, devient comme moniliforme et, s'enfonçant sous l'arcade de Falloppe, pénètre, en suivant le trajet du canal inguinal, jusqu'au testicule avec lequel elle se confond.

La tumeur est mate, dure, douloureuse au palper, surtout dans sa partie supérieure. La forme en est très irrégulière et bosselée.

Je portai le diagnostic d'*épiploïte appendiculaire*, avec propagation de l'inflammation à une épiplocèle inguinale préexistante. J'étais cependant surpris de voir l'induration épiploïque remonter aussi haut jusqu'au rebord costal.

Opération. — L'opération eut lieu à la clinique de la rue Bonne-Louise, le 8 juin 1902, avec l'assistance de mon collègue et ami, E. Bureau, et de mon élève H. Lerat.

Incision de Jalaguier. Le péritoine incisé laisse échapper en abondance un sang noir. L'épiploon forme la tumeur sentie à la palpation. Il adhère à la paroi abdominale dont il faut le libérer. Il est infiltré de sang, de coloration noirâtre, ou jaune violacé. Pour dégager son extrémité inférieure, nous débridons la paroi abdominale jusqu'à l'arcade de Falloppe, après avoir sectionné et lié l'épigastrique, j'arrive ainsi jusqu'à un sac herniaire inguinal auquel l'épiploon adhère, et les adhérences sont détachées sans grandes difficultés; elles ne paraissent pas de date très ancienne. Un surjet au catgut est placé en bourse sur le collet du sac.

J'agrandis ensuite mon incision de la paroi abdominale, jusqu'au rebord costal, de façon à dégager la partie supérieure de la tumeur épiploïque. Là, je rencontre de sérieuses difficultés. L'épiploon a, en effet, contracté avec les anses intestinales voisines, intestin grêle surtout, des adhérences intimes que la compresse et le doigt n'arrivent pas à détacher, une dissection minutieuse au bistouri est nécessaire.

Après ce temps délicat de l'opération, nous arrivons sur un pédicule réduit au diamètre du pouce et inséré sur le côlon transverse. Ce pédicule est tordu trois fois à deux travers de doigt environ de l'insertion côlique.

Les tours de spire sont extrêmement serrés.

La ligature en est facile et est suivie de l'ablation de la masse épiploïque.

Et l'appendice? Nous allons maintenant à sa recherche; au cours de la libération de l'épiploon, nous ne l'avions pas aperçu; les adhérences intestinales, d'ailleurs, avaient leur maximum non pas dans la région-iléocœcale, mais à la hauteur du côlon ascendant.

L'appendice fut aisément trouvé; il était libre d'adhérences, mais offrait trois grosses bosselures en chapelet dues évidemment, à trois calculs, le plus gros du volume d'une petite noisette. Il fut enlevé après simple ligature.

Nous procédons enfin à la suture de notre longue incision, en prenant la précaution de placer un drain dans la région des adhérences intestinales.

Les *suites opératoires* furent bénignes, malgré la survenance d'un abcès de la paroi du 12e jour.

M. X. quitta la clinique, complètement guéri, le 22e jour.

L'examen macroscopique des pièces enlevées donne les résultats suivants :

La masse épiploïque mesure 28 centimètres de long. Son périmètre maximum mesure 20 centimètres. Un peu au-dessus, il n'est plus que de 14 centimètres. En la portion inguinale de forme cylindrique, il a le volume de deux doigts réunis. Au niveau de son pédicule enfin, son calibre dépasse à peine celui d'un doigt. En ce point on voit très distinctement deux à trois tours de torsion très serrés, les sillons n'étant séparés l'un de l'autre que de quelques millimètres.

Il semble bien, en outre, qu'il existe également une torsion de la partie inférieure de l'épiploon, mais immédiatement au-dessus de la portion cylindrique qui occupait le canal inguinal. Mais là, les tours de spire ne sont point serrés comme au niveau du pédicule côlique.

La coloration de l'épiploon est jaune violacé, et même gris noirâtre, d'aspect sphacélique, en certains points. La consistance est ferme, lardacée. A la coupe, on trouve un tissu infiltré de sang noir, partie liquide, partie coagulée.

L'appendice est fendu suivant sa longueur, sa cavité présente trois dilatations séparées par trois rétrécissements serrés ; la plus grosse est la plus rapprochée du cœcum. Elles renferment chacune un calcul stercoral extrêmement dur; le plus gros a le volume et la dûreté d'une petite bille.

Observation XXIII. — Malherbe. *Archives provinciales de Chirurgie.* Avril 1903.

B..., 28 ans, voyageur, entre dans le service de M. Malherbe pour une crise de coliques atroces qui dure depuis deux jours, presque sans rémission. Il n'a souvenir, dans son passé, d'aucune affection digne d'être citée, sauf, à diverses reprises, de coliques assez semblables à celles qu'il ressent au moment de son entrée.

A l'âge de 22 ans, le malade s'aperçut qu'il portait à l'aine droite une petite hernie qui ne faisait de saillie appréciable qu'à la suite des longues marches fatigantes auxquelles sa profession l'obligeait. Il ne portait point de bandage.

Cette hernie, qui rentre avec la plus grande facilité, n'avait jusqu'à 25 ans, c'est-à-dire il y a deux ans, provoqué aucun trouble d'aucune sorte.

A ce moment une première crise éclate : la hernie étant sortie, le malade ressentit brusquement en ce point et dans le côté droit de l'abdomen de violentes coliques qui s'irradièrent promptement dans tout le ventre, tout en conservant leur maximum d'intensité au niveau de l'anneau inguinal et du flanc droit. Des nausées surviennent, puis des vomissements exaspérant les douleurs qui tiennent le malade couché sur son lit, anxieux.

Ayant pensé que sa hernie avait peut-être provoqué tout le mal, il la réduisit d'une simple pression digitale. Sur le champ, les vomissements s'arrêtent, les coliques diminuent et bientôt le calme se rétablit dans l'abdomen où persiste seul quelque endolorissement dans la moitié droite. La crise tout entière avait duré environ un jour.

La même année, deux crises semblables survinrent, que le malade calma en faisant rentrer sa hernie. Deux autres fois, l'année suivante, c'est-à-dire l'année dernière, ces crises reparurent, identiques, cédant toujours à la même manœuvre sur la hernie.

La sixième crise, celle qui a décidé le malade à réclamer du secours à l'hôpital, semble avoir été plus vive que les précédentes et un peu différente dans sa modalité.

Le 22 janvier, vers six heures du soir, quatre heures après son repas, le malade est pris, dans la fosse iliaque droite, cette fois, de coliques tres violentes. La hernie rentrée, les douleurs continuent, localisées à la fosse iliaque et plus particulièrement au point de Mac-Burney. En même temps, le malade a quelque fièvre, des nausées mais pas de vomissements. Les douleurs persistent très intenses pendant 5 à 6 heures ; elles laissent alors quelque répit au malade qui peut s'endormir vers une heure du matin.

Le lendemain, 23 janvier, à son réveil, il constate une grande accalmie dans ses souffrances et se décide à accomplir la tournée qu'il avait projetée. Il part, mais bientôt les coliques reparaissent ; avivées par la marche elles deviennent horribles. Une forte diarrhée survient. Le malade rentre et se couche vers cinq heures. La fièvre s'élève, le soir ; il vomit ses aliments et les coliques ne lui laissaient, durant la nuit, aucun moment de repos.

Le 24 janvier, matin, il entre à l'hôpital. A l'examen, on constate ce qui suit : le malade a la figure pâle, mais ses traits ne sont pas défaits, le facies n'est pas inquiétant. La langue est saburrale ; le pouls bat à 110 ; le thermomètre, placé dans l'aisselle, marque 37° 2. A première vue, l'abdomen semble peu modifié dans sa forme et dans son volume. A gauche la palpation dénote un ventre souple et n'est pas douloureuse. A droite, on observe une certaine résistance ; les muscles sont tendus et la dépression manuelle de la fosse iliaque, révèle une douleur vive et étendue.

Le malade indique du bout du doigt un certain endroit où, dit-il, la douleur est particulièrement atroce : ce point correspond très exactement à la projection classique de l'appendice : c'est le point de Mac-Burney. La palpation permet à peine, à cause de la rétraction des muscles, de savoir s'il y a empâtement de la région ou s'il existe un gâteau péritonitique.

La percussion dénote une altération très nette de la sonorité ; on trouve une zone de matité elliptique, à grand axe vertical, située plus près de l'épine iliaque que de l'ombilic et dont l'un des foyers serait le point de Mac Burney.

En présence de tous ces phénomènes, on porte le diagnostic d'appendicite et l'on surveille minutieusement le malade auquel on prescrit le repos absolu de l'intestin. On prépare la région en appliquant un pansement humide chaud.

Le soir, le pouls est à 118, la température axillaire atteint 38° 2 ; plus tard, vers minuit, elle s'élève à 38° 8. Le lendemain, 25 janvier. la température reste à 37° 8, le pouls bat à 112. M. Malherbe propose aussitôt une intervention, laquelle est acceptée par le malade.

Opération : Une incision est faite parallèlement au bord externe du grand droit, sur une étendue de 12 cent. environ, la tranche des muscles sectionnés est œdématiée et le tissu cellulaire inter-musculaire est infiltré d'une sérosité légèrement jaunâtre, louche. Après ouverture du péritoine, le doigt explorateur rencontre une masse unie à la paroi par des adhérences dont il a facilement raison. L'incision est agrandie et permet d'extérioriser une tumeur volumineuse, violacée, noirâtre par places ; qui ne ressemble pas à l'intestin, mais représente une grande partie de l'épiploon, défiguré, congestionné, en imminence de sphacèle. Des veines dilatées serpentent à la surface de l'extrémité inférieure de la tumeur ; son pédicule, tordu plusieurs fois sur son arc, siège à l'union du tiers supérieur avec le tiers moyen du grand épiploon ; il paraît y avoir au moins trois tours de spirale de gauche à droite.

L'épiploon libéré est lié dans sa partie saine au-dessus du point de torsion et dans le voisinage de ses attaches supérieures.

La tumeur épiploïque enlevée, on découvre le cœcum et on arrive facilement sur l'appendice, libre d'adhérence et dont l'altération paraît douteuse, à part un certain degré de congestion. Il est réséqué. Dans l'épaisseur de son méso, on trouve une masse ovoïde aplatie, qu'on croit être un ganglion.

Pansement humide, drainage.

Suites opératoires très correctes, sans ascension thermique. Le malade se lève le dixième jour et quitte l'hôpital le quatorzième.

L'épiploon enlevé pesait 295 grammes, mesurait 28 centimètres de longueur, 10 de largeur et 15 de circonférence.

OBSERVATION XXIV. — QUÉNU. *Bulletins et Mémoires de la Société de Chirurgie*, 1903, 20 mai.

On transporta dans notre service à Cochin, le 21 avril, une femme âgée de 51 ans, blanchisseuse, atteinte d'une hernie inguinale gauche irréductible. L'irréductibilité date du 17 avril.

Cette femme avait toujours été bien portante et avait mené à bien six grossesses, lorsqu'il y a quatre ans elle vit apparaître, à la suite d'une longue marche, prétend-elle, une tumeur assez volumineuse dans l'aine gauche. Cette tumeur était facilement réduite, mais difficilement contenue par un bandage sous lequel elle filait ; aussi était-elle assez fréquemment le siège de quelques douleurs ou au moins d'un peu de sensibilité.

Le vendredi 17 avril, la malade fut prise de violentes douleurs dans le ventre, accentuées surtout au-dessus du pli de l'aine ; elle essaya en vain de faire rentrer sa hernie, elle n'appela le médecin que le lundi 20, lequel médecin s'abstint sagement de tout taxis et conseilla l'entrée à l'hôpital. La patiente s'y décida le lendemain et fut examinée, le mardi 21 à 5 heures, par l'interne de service, soit le cinquième jour après l'apparition des accidents.

On trouvait alors dans l'aine gauche une tumeur du volume du poing, descendant dans la grande lèvre gauche, masse dure, tendue et très douloureuse, surtout au-dessus de l'arcade de Falloppe. En regard de ces phénomènes locaux bien accentués, les troubles fonctionnels manquent. Le matin même il y a eu une selle copieuse, les gaz sont facilement rendus, aucun vomissement. Le ventre est souple, sauf à gauche où il se défend. Le pouls et la température n'ont rien d'anormal, la langue est bonne.

Je vis la malade le mercredi matin 22, et décidai de l'opérer immédiatement sans porter d'autre diagnostic que celui d'une épiplocèle inguinale irréductible.

Le sac ouvert, je découvris une masse énorme d'épiploon, infiltrée de sang, ecchymotique, comme noirâtre par places, ressemblant à celles des hernies pour lesquelles on a pratiqué intempestivement un taxis énergique et prolongé ; cet épiploon remplit tout le sac, auquel il n'est uni que par de faibles et récentes adhérences ; il baigne dans un peu de liquide citrin.

Le doigt, passé dans le collet, le trouve peu serré. L'anneau étant incisé de dehors en dedans, nous retrouvons toujours le même épiploon tuméfié et infiltré de sang, cartonneux, et il est possible, par une traction douce, d'amener de l'épiploon souple, mobile et sain. Je prolonge l'incision de la paroi abdominale au-dessus de l'orifice inguinal interne, mêmes lésions épiploïques ; je prolonge encore l'incision, qui devient une véritable incision de laparotomie latérale, et j'aperçois enfin, à une faible distance du côlon transverse, une portion de grand épiploon normale. Entre celle-ci et celle altérée qui surplombe l'anneau inguinal, il existe un rétrécissement : il est aisé de constater une torsion complète (deux tours) du grand épiploon, torsion effectuée de gauche à droite. Il en résulte qu'on trouvait successivement :

Une portion d'épiploon intrasacculaire altérée ;

Une portion intrapariétale peu serrée, mais altérée ;

Une portion sus-herniaire encore altérée ;

Le point tordu et enfin l'épiploon sain.

Le grand épiploon fut réséqué au-dessus de la torsion ; la paroi abdominale soigneusement suturée et le sac herniaire réséqué. Les suites furent simples et la malade quitta le service moins d'un mois après.

L'examen histologique du pédicule a été faite par mon chef de laboratoire, le Dr Landel.

1° *Coupes à la partie supérieure du pédicule.* — Tous les vaisseaux contiennent une quantité plus ou moins considérable de sang. — Les artères ont conservé leur forme et leur calibre. Certaines sont spiralées. Toutes restent perméables, mais dans quelques-unes on remarque à la périphérie de leur lumière un début de thrombose.

Les autres vaisseaux sanguins sont remplis de globules rouges, mais non thrombosés.

Il y a de petites hémorragies dans le tissu cellulaire.

2° *Coupes à la partie moyenne du pédicule.* — La plupart des gros vaisseaux sont aplatis, les parois internes sont accolées ; ces vaisseaux sont vides et ne paraissent pas perméables. Les veines de petites dimensions et les capillaires sont dilatés par les globules sanguins ; quelques-uns présentent un début de thrombose, d'autres sont entourés d'une zone d'éléments inflammatoires. Exsudat hémorragique interstitiel d'autant plus abondant qu'on se rapproche davantage de l'extrémité inférieure du pédicule. On trouve aussi dans le tissu interstitiel des ilôts inflammatoires.

3° *Coupe à la partie inférieure du pédicule.* — Les artères ont repris leur forme, mais sont vides. Les veines et les capillaires sont au contraire distendus par des globules rouges au milieu desquels on trouve une quantité anormale de leucocytes ; certains même paraissent en voie de thrombose. Le tissu cellulaire est complètement infiltré par les globules rouges.

Observation XXV. — Capette. *Bulletin et Mémoires de la Société Anatomique*. 1903, 26 juin, p. 539.

J'ai l'honneur de présenter à la Société un fragment d'épiploon contenu dans une hernie inguinale gauche.

Il s'agissait d'un homme de 50 ans, admis dans le service de M. Guinard où il était adressé avec le diagnostic d'étranglement herniaire. La hernie était peu volumineuse, à peine tendue ; les phénomènes d'étranglement n'étaient pas très marqués ; l'état général du malade était cependant altéré.

A l'opération, pratiquée rapidement, on trouva un sac herniaire très épais contenant un fragment épiploïque que voici, adhérent par ses deux extrémités, l'une au fond du sac, l'autre au niveau de l'anneau inguinal interne. La portion d'épiploon intermédiaire avait subi un enroulement tel que son calibre était celui d'une ficelle moyenne, et tel que, lorsqu'une des adhérences fut détruite, le fragment tout entier se mit à se détordre avec rapidité. Après une première adhérence au fond du sac, l'épiploon fut tordu, puis il adhéra au collet, ce qui fixa cet enroulement ; l'état inflammatoire de la portion d'épiploon voisine, que l'on dut d'ailleurs réséquer, tenait sans aucun doute aux tentatives de taxis pratiquées par le malade dès le début des accidents.

Observation XXVI. — Trémolières. *Bulletins et Mémoires de la Société Anatomique*, 1903, 16 octobre, p. 693.

Cette pièce a été prélevée à l'autopsie d'un homme de 50 ans, entré à la Maison municipale de santé avec des symptômes de péritonite chronique. Le ventre du malade était considérablement ballonné, ce qui en rendait l'exploration très difficile ; cependant on percevait dans la région épigastrique un empâtement étendu et résistant. On notait un peu d'ascite ; la cicatrice ombilicale n'était pas effacée. Aucune adénopathie inguinale ou axillaire. Les jambes étaient œdématiées. Les urines rares, contenaient un peu d'albumine. Le malade accusait des alternatives très nettes de constipation et de diarrhée et de légères douleurs abdominales. Quoique son état de dépression physique et intellectuelle rendît l'interrogatoire difficile, nous avons pu nous assurer qu'il n'avait jamais présenté aucun phénomène d'étranglement herniaire.

Le malade profondément cachectique ne tarda pas à succomber.

A l'autopsie, dès l'ouverture de l'abdomen, l'attention fut attirée par une sorte de cordon du diamètre du petit doigt qui croisait en écharpe toute la masse intestinale qui n'était plus protégée par l'épiploon. Il pénétrait en bas par l'orifice inguinal interne droit, dans un sac herniaire et venait se fixer sur la paroi du trajet, à quelque distance du cul-de-sac vaginal par un petit renflement. En haut, il aboutissait au bord libre du côlon transverse et pouvait être suivi jusqu'à l'angle côlique gauche. Cette portion du côlon était immobilisée par une énorme masse néoplasique qui née sans doute au niveau du pylore avait envahi toute la région voisine, s'étendait jusqu'au pancréas et envoyait dans le foie des noyaux secondaires. On pouvait croire au premier abord à un segment intestinal atrophié au-dessous d'un rétrécissement; mais toutes les portions de l'intestin grêle et gros, existaient avec leur aspect et leurs rapports normaux, ce cordon du reste pouvait être déroulé, laissant voir en son intérieur des vaisseaux et quelques ganglions cancéreux ; ce ne pouvait être autre chose que le grand épiploon enroulé sur lui-même et atrophié.

Observation XXVII. — Sonnenburg. *Archives internationales de chirurgie, 1903 T. I.* (cité par Mauclaire *loc. cit.*)

Le malade était âgé de 32 ans. Depuis sept ans, il avait une hernie inguinale compliquée d'ectopie inguinale du testicule. A la suite d'une bronchite, la réduction de la hernie devint impossible. Celle-ci était très douloureuse. De légères tentatives de taxis furent faites sans résultat. Examiné 24 heures après, la tuméfaction est grosse comme un œuf, tendue, douloureuse, la peau colorée et chaude. Le ventre est mou, non tendu. Le testicule siège au pôle inférieur de la tumeur. On pense à un étranglement épiploïque. A l'opération, le sac ouvert, on trouve un épanchement sanguin abondant, le testicule atrophié et un fragment d'épiploon violacé. Il n'était pas fixé à l'anneau herniaire. Il est tordu trois ou quatre fois autour de son axe dans la cavité abdominale après la détorsion l'épiploon tordu reprend sa couleur. Résection de l'épiploon et du sac herniaire. Orchidopexie. Guérison.

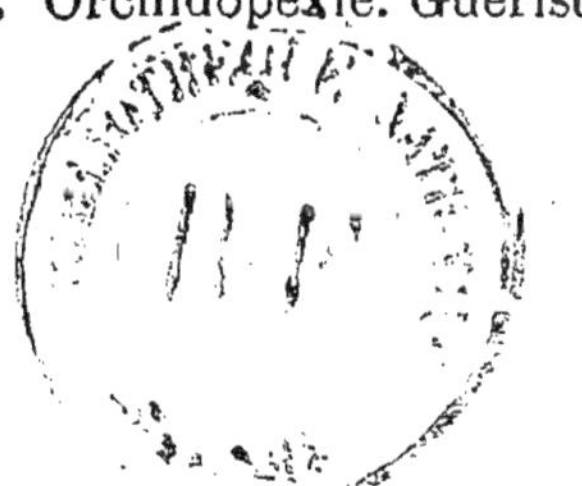

Observation XXVIII. — Trinkler. *Deutsche Zeitschrift für Chirurgie*, 1904. Bd 75, p. 269.

a) *Histoire.* — Depuis plus de dix ans, le malade dit qu'il ressent comme une sorte de gêne dans la région scroto-inguinale gauche. De temps en temps, il ressent également des douleurs du côté droit. Il dit avoir toujours senti son testicule dans les bourses. Souvent, surtout dans ces dernières années, il ressent des douleurs ou plutôt une sensation pénible dans le bas-ventre. Il a toujours souffert de constipation. Il y a quelques années, le médecin qui le soignait lui ordonna de porter un bandage. Mais, comme celui-ci paraissait lui augmenter ses douleurs, il cessa bientôt de le porter.

b) *Examen.* — Le malade est de taille moyenne ; son système adipeux musculaire et osseux, paraît assez développé ; pas de dénutrition. Rien d'anormal à l'examen des organes thoraciques (cœur et poumons).

A l'examen du ventre, on est (tout d'abord) frappé de son développement inégal. On peut lui distinguer deux moitiés bien nettement distinctes : l'une gauche, un peu plus développée, l'autre droite, aplatie ; de plus, la moitié gauche donne à la percussion un son tympanique très net qui s'étend à l'épigastre et à l'hypogastre.

En percuttant la moitié droite de l'abdomen depuis le bord du foie jusqu'au ligament de Poupart, on a dans la partie supérieure, depuis le bord du foie jusqu'à deux travers de doigt au-dessous, de la submatité qui se transforme en matité au-dessous d'une ligne horizontale passant par l'ombilic. Pendant les mouvements respiratoires, la moitié droite du ventre paraît retarder d'une façon considérable sur la gauche.

En précisant plus anatomiquement les données de la percussion, on peut dire que la submatité de la moitié droite de l'abdomen correspond à la région iléo-cœcale, qu'en bas elle descend jusqu'au ligament de Poupart, qu'en haut elle se continue presque avec celle du foie et qu'elle ne dépasse pas à gauche la ligne médiane.

En bas, et vers la ligne médiane, la matité se transforme brusquement en son tympanique.

A la palpation, la différence entre les deux moitiés, droite et gauche, du ventre apparaît encore plus nette. Dans la région iléo-cœcale, on sent très nettement une tumeur dure, de la grosseur de plus de deux poings, correspondant par sa configuration à la direction du cœcum qu'elle surpasse en volume 2 ou 3 fois. Vers la ligne médiane, elle se termine par un bord nettement perceptible et lisse dans toute son étendue, sauf cependant tout à fait en bas où il est un peu mamelonné.

En haut, vers le foie, on n'arrive pas à délimiter son bord supérieur par la palpation, mais on peut cependant affirmer que cette tumeur n'a pas de rapport avec le foie. En dehors, on la sent très bien jusqu'à la ligne axillaire, mais elle ne paraît pas se prolonger vers le paranéphrium. Mais c'est en bas où on la sent dans ses moindres détails. Tout de suite au-dessus du ligament de Poupart, elle paraît mamelonnée et rappelle fortement une masse épiploïque indurée.

A l'examen des bourses, on trouve la moitié droite très augmentée de volume, de la grosseur d'une tête de nouveau-né, de forme conoïde, à grosse extrémité dirigée vers le ligament de Poupart. La peau est fortement tendue. Les plis transversaux habituels ont complètement disparu. Cette tumeur scrotale présente une fluctuation très nette. Le testicule n'est pas perceptible. Cette tumeur scrotale est également élastique, résistante, dans toute son étendue, et en haut se continue en forme de calebasse sous le ligament de Poupart, avec une masse indurée qu'on sent immédiatement au-dessus de ce dernier. On ne peut pas sentir le canal déférent malgré la dépressibilité du scrotum.

Le doigt introduit dans l'anneau inguinal sent, au lieu du canal déférent, une induration peu mobile, correspondant, selon toute probabilité, à l'épiploon adhérent. Quant à la tumeur de la région iléo-cæcale, elle est peu douloureuse, même à une pression assez forte, elle est légèrement mobile dans le sens transversal vers la ligne médiane ; mais absolument immobile dans le sens vertical, par le palper bi-manuel : la main gauche reposant sur la limite supérieure de la tumeur, la paume étant glissée entre le foie et la tumeur, et l'index droit introduit dans l'anneau inguinal, on trouve que la limite supérieure de la tumeur correspond justement à cette induration qu'on sent à la base du scrotum.

Etant donné les anamnestiques du malade et surtout le résultat de l'examen objectif, nous croyons pouvoir poser le diagnostic préparatoire suivant : le malade est atteint de cryptorchidie congénitale ; en plus, il est porteur d'une hernie épiploïque adhérente actuellement à l'anneau inguinal, et peut-être étranglée chroniquement au niveau de cette région. Quant à l'hydrocèle, on peut la considérer comme une hydrocèle d'un sac herniaire déshabité. Du reste l'hydrocèle vaginale peut exister même dans la cryptorchidie.

En prenant en considération les dires du malade, qui nous parle de certaines attaques rappelant par leur évolution des attaques appendiculaires, nous devons admettre la participation de l'appendice vermiculaire dans ce processus, mais en tout cas secondairement et chroniquement. La réaction minime de l'organisme, le peu de température, l'absence des vomissements et des autres signes de la réaction péritonéale, tout nous porte à croire que nous ne sommes pas en présence d'une inflammation aiguë de l'appendice. Quant à la tumeur de la région iléo-cœcale, elle doit être mise sur le compte de la modification inflammatoire de l'épiploon.

c) *Opération.* — Incision sur la face antérieure du scrotum presque jusqu'au ligament de Poupart, comme dans la cure radicale de l'hydrocèle ou comme dans une herniectomie.

A l'incision, il s'écoule à peu près deux verres d'un liquide séro-sanguinolent. Le scrotum est vide ; dans sa moitié droite se trouve un vieux sac herniaire épaissi. Le canal inguinal est libre, son orifice externe admet la pulpe de l'index qui vient buter au niveau de l'anneau contre l'épiploon adhérent à l'orifice externe par quelques tractus mous, vasculaires et probablement d'origine récente.

On pénètre par l'anneau herniaire dans la cavité abdominale et on fait sortir après détachement de l'épiploon, encore un demi verre de liquide sanguinolent contenant en suspension quelques flocons de fibrine En essayant de libérer le bout de l'épiploon adhérent au canal inguinal, on arrive a en sortir dans la plaie quelques parties adhérentes entre elles, infiltrées de sang et atteintes d'induration inflammatoire.

Comme les modifications de cette partie de l'épiploon que j'avais sortie au dehors paraissaient s'étendre à l'autre partie qui était cachée dans la cavité abdominale, et comme cette dernière ne pouvait être extraite par l'anneau herniaire, je procédai à une laparotomie large et je ne trouvai pas de modifications notables du côté du cœcum et de son appendice ; cependant la séreuse cœcale, surtout au niveau du sommet était un peu hypéremiée et, présentait quelques *adhérences* faibles avec le bord externe (?) de l'épiploon.

Ayant déchiré les faibles adhérences de l'épiploon avec le péritoine pariétal, le cœcum et avec quelques anses intestinales voisines, je réussis à sortir dans la plaie tout l'épiploon qui se présente sous la forme d'une tumeur volumineuse, multilobulaire, de consistance ferme, recouverte d'un lacis de veines volumineuses, serpentines et fortement teintées (couleur bleu sombre de stase). A notre grand étonnement, la tumeur épiploïque se terminait par un pédicule, long de trois et large de un travers de doigt, qui présentait tous les signes de torsion. Pour libérer le pédicule, je dus faire tourner la tumeur trois fois autour de son axe, et alors je m'aperçus que ce pédicule n'était autre chose que l'épiploon tordu sur lui-même au niveau de sa partie inférieure.

En essayant de détordre le pédicule, on n'arrive pas à détordre l'épiploon, car plusieurs de ses plis étaient soudés et adhérents entre eux ; de cette partie soudée on voyait partir des plis radiés vers le côlon transverse. On pose, quelques grosses ligatures sur le pédicule et on extirpe tout l'épiploon.

Suture de la paroi après nettoyage avec des tampons de gaze aseptique.

Suture de la peau. Drain dans le tissu cellulaire sous-cutané, pour 24 heures, au niveau de l'angle inférieure de la plaie.

Suites opératoires sans complication. Pas d'élévation de la température. Le huitième jour ablation des fils. Réunion par première intention. Exéat trois semaines après l'opération.

Observation XXIX. — Mauclaire. — *Revue de Gynécologie et de Chirurgie abdominale*. 1904, n° 3, p. 425.

Il s'agit d'un homme, âgé de 45 ans.

Ce malade dit avoir une hernie inguinale droite depuis 1889. Cette hernie augmente progressivement de volume, elle était toujours réductible. Depuis un an, le malade est en traitement a l'asile de Ville-Evrard dans le service des alcooliques.

Le vendredi, 13 novembre 1903 au matin, sans cause appréciable, la hernie devint subitement douloureuse et augmenta de volume très sensiblement. Je suis appelé pour examiner le malade.

Dans la région scrotale, je constate l'existence d'une tumeur ovalaire du volume d'une pomme, se prolongeant vers l'orifice externe du canal inguinal dans lequel on sent à peine le pédicule de la tumeur. Celle-ci n'est pas sonore à la percussion ; pas de ballonnement du ventre. Le malade rend des gaz par l'anus. Je porte le diagnostic d'épiploïde simple, je veux faire une très légère tentative de taxis, mais la douleur est telle que je m'arrête immédiatement. Le scrotum est maintenu très élevé et le malade mis en observation pour être opéré au premier vomissement.

Dans la journée, il eut des selles diarrhéiques, mais pas de vomissements. La température fut de 39° le soir et 38°3 le 14 novembre au matin.

Le lendemain, la tuméfaction parut diminuer légèrement de volume; elle est moins tendue, la douleur moindre et la diarrhée persistante.

Le 15 novembre au matin, le malade a son premier vomissement jaunâtre.

Il est envoyé à l'asile Sainte-Anne, au pavillon de chirurgie, où suis appelé pour l'examiner. La tuméfaction scrotale est légèrement augmentée de volume; elle est toujours très douloureuse à a pression, et sur son fond et sur son pédicule. Pas de ballonnement du ventre.

Pas d'arrêt des matières fécales ni des gaz.

Dans le doute sur le diagnostic précis, une intervention est décidée. Après incision inguino-scrotale et ouverture du sac herniaire, nous tombons directement sur le pédicule herniaire, qui est mince, pas plus gros qu'un petit doigt d'adulte, et qui est tordu de gauche à droite, un tour et demi.

En descendant vers le fond du scrotum, nous énucléons la masse épiploïque, qui ne présente que de faibles adhérences au sac herniaire.

La coloration de l'épiploon est normale à la partie supérieure, mais en bas elle est rougeâtre, congestionnée et d'aspect irrégulier.

Le sac herniaire contenait un liquide sanguinolent assez abondant. Il ne communique pas avec la tunique vaginale.

L'anneau inguinal est très large, l'épiploon, au-dessus du point étranglé monte et descend bien facilement entre les parois de l'anneau; il n'y a donc pas d'étranglement et il s'agit bien d'une simple torsion.

Résection de l'épiploon juste au-dessus de la torsion ; il n'y avait pas lieu de songer à la réduction de la masse épiploïque très volumineuse. Résection du sac herniaire, cure radicale suivant le procédé de Bassini. Drainage. Les suites de l'opération furent régulières.

La pièce a été présentée en novembre 1903 à la *Société de Chirurgie*. Voici l'examen histologique que nous devons à l'obligeance de M. Dagonet.

Examen histologique. — L'épiploon pris *au-dessous du pédicule de torsion* présente de très nombreuses hémorragies interstICIelles. Le sang infiltre les lobules graisseux et il semble avoir continué à circuler car les globules ne sont pas altérés. Tous les vaisseaux sont dilatés et gorgés de sang : plusieurs sont trombosés et le sang s'y est décomposé ; le coagulum se sépare en deux couches, une jaune périphérique et une couche brune rouge centrale et s'étendant à une moitié de la paroi vasculaire. Une veine volumineuse est également le siège du trombus, qui remplit toute sa lumière et présente des couches de coloration différente avec des cordons rouges contenant à leur centre du pigment brunâtre.

Le long des vaisseaux, le tissu conjonctif est épaissi et il présente une grande abondance de cellules dont les noyaux se colorent en bleu pâle par la thionine.

Au dessus du pédicule de torsion dans la partie de l'épiploon qui paraît saine, les noyaux cellulaires prennent tous une coloration violette par la thionine, beaucoup plus distinctement que dans les parties sphacelées, on n'observe ni thromboses vasculaires, ni hémorragies capillaires, mais le stroma conjonctif qui entoure les vaisseaux et sépare les lobules graisseux est épaissi. La couche endothéliale du péritoine est normale ; elle est supportée par de nombreux faisceaux élastiques parallèles.

CONCLUSIONS

1° Parmi les complications qui peuvent atteindre les épiplocèles, il faut assigner une place particulière à la torsion de la masse épiploïque herniée.

2° Anatomiquement, les torsions épiploïques se présentent sous des aspects très divers, au hasard des adhérences qui ont pu fixer et immobiliser la portion herniée.

3° Cliniquement, les torsions de l'épiploon se présentent sous deux formes différentes :

Tantôt les accidents éclatent brusquement, évoluent d'une façon rapide et simulent, à s'y méprendre, l'étranglement herniaire, particulièrement, l'étranglement épiploïque.

Tantôt, au contraire, le début violent fait défaut et les symptômes se développent insidieusement comme dans l'occlusion chronique.

4° Aucun signe ne peut être considéré comme vraiment caractéristique de la torsion de l'épiploon. Aucun symptôme subjectif ou objectif ne permet d'en faire le diagnostic avec certitude.

5° Le pronostic est relativement bénin à la condition que l'intervention soit précoce.

6° Le traitement consistera dans la résection de la portion tordue. Il est indispensable d'explorer avec soin la partie supérieure de l'épiploon, une seconde torsion pouvant siéger en ce point. Si l'incision première ne permettait pas une exploration suffisante on devrait la prolonger sur la paroi abdominale, et au besoin, compléter l'opération par une laparotomie médiane.

INDEX BIBLIOGRAPHIQUE

---

1) OBERST. — *Centralblatt für Chirurgie*, n° 27, 8 juillet 1882.

2) DEMONS. — *Revue de Chirurgie*, 1893.

3) BAYER. — *Centralblatt für Chirurgie*, 1898, n° 17.

4) VON BARACZ. — *Deutsche Zeitschrift für Chirurgie*, 1900. Bd. 54, page 584).

5) HOCHENEGG. — *Société impériale et royale des médecins de Vienne*, 23 fév. 1900.

6) LUCAS-CHAMPIONNIÈRE. — *Bulletins et Mémoires de la Société de Chirurgie*, 9 mai 1900, page 525.

7) LEJARS. — *Société de Chirurgie*, 9 mai 1900, page 529.

8) POTHERAT. — *Société de Chirurgie*, 9 mai 1900, page 529.

9) WALTHER. — *Société de Chirurgie*, 9 mai 1900, page 531.

10) CHAVANNAZ. — *Gazette hebdomadaire de Médecine et de Chirurgie*, n° 51, 28 juillet 1900, page 601.

11) BENDER et HEITZ. — *Bulletin de la Société Anatomique*, nov. 1900.

12) SOULIGOUX et DESCHAMPS. — *Bulletin de la Société Anatomique*, mars 1901, p. 229.

13) LUCAS-CHAMPIONNIÈRE et MAUBAN. — *Bulletin de la Société Anatomique*, mars 1901, p. 241.

14) MORESCO. — *Gazz. d. Osp.*, *Milano*, 1902, XXIII, p. 693.

15) BENDER et HEITZ. — *Des torsions de l'épiploon.* — *Revue de gynécologie et de Chirurgie abdominale*, n° 4, juillet-août, 1901.

16) Monod. — *Thèse Reynier*, Paris, 1898-99.
17) Von Eiselsberg. — *Deutsche méd. Wochenschrift*, 1898. *Vereins-Beilage* n° 35, page 260.
18) Pech. — *Médical Record*, Fév. 1900.
19) Wiener. — *Annals of surgery*, avril 1900.
20) Tuffier. — *Soc. de chirurgie*, 12 mai 1901.
21) Œlwein. — *K. K. Gesellch. der Aertzte in Wien*, 8 mars 1901.
22) Vignard et Giraudeau. — *Arch, prov. de Chir.*, avril 1903.
23) Malherbe. — *Arch. prov. de Chir.*, avril 1903.
24) Quénu. — *Soc. de chirurgie*, 20 mai 1903.
25) Capette. — *Soc. anat.*, 26 juin 1903.
26) Trémolières. — *Soc. anat.*, 16 oct. 1903.
27) Sonnemburg. — *Arch. intern. de chir.*, 1903, T. 1.
28) Trinkler. — *Deutsche Zeitschrift für chir.*, 1904. Bd. 78, page 206.
29) Mauclaire. — *Revue de Gyn. et de chirurgie abd.*, 1901.
30) Giraudeau. — *Thèse de Paris*, 1903.

Paris. — Imprimerie de l'Institut de Bibliographie. — 1-1905. — N° 1735

Paris. — Imprimerie de l'Institut de Bibliographie.

www.ingramcontent.com/pod-product-compliance
Ingram Content Group UK Ltd.
Pitfield, Milton Keynes, MK11 3LW, UK
UKHW020323250726
13967UKWH00004B/1833